# 온열침 치료 매뉴얼

## 1편

이명 / 알레르기 비염
기능성 소화불량 / 월경통 / 수족냉증

한의사가 쓴 질환별 치료 과정

# 온열침 치료 매뉴얼

1편

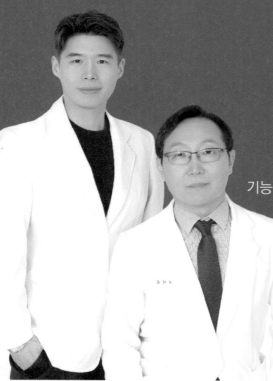

이명 / 알레르기 비염
기능성 소화불량 / 월경통 / 수족냉증

최성운, 지현우 지음

생각나눔

한의학을 배운 사람은 모두 알다시피 한의학에
는 원래 9침으로 대표되는 다양한 침과 침 치료가 있습니다.
화침치료도 그중 하나이며, 중국 임상현장에서는 화침과 온
침치료를 하는 경우가 많습니다. 주로 프롤로 요법의 원리대
로 화침치료를 하여 인대와 힘줄을 강화하여 통증 질환과
근골격계 질환에도 사용하며, 비염, 피부질환 습진, 사마귀
등 많은 부분에서 치료하여 좋은 성과를 발표하고 있습니다.
우리나라에서는 호침으로 하는 경우가 많으나 실제 화침을
하는 중국에서는 제대로 된 열전도를 위해 침을 가열해도 휘
지 않는 경성침, 단단한 화침용 침이 따로 있습니다.

또한 화침과 온열 침치료는 많은 연구에서 밝혀진 대로
heat shock protein의 생성으로 인체에 강한 재생력을 부여
해 주기에 매우 매력적인 치료법입니다. 양방에서 유행하는

고주파 치료를 통한 암 치료, 면역력 치료도 이미 예전에 하던 한의학의 온열 자극 방법과 크게 다르지 않습니다. 그러나 한국 임상 현장에서 화침과 온침은 사용 방법의 불편, 화상의 위험 등으로 쉽게 접근하지 못하는 경우가 많았습니다.

그러던 중 이명 치료를 위한 기기를 연구하면서 화타 153을 만났습니다. 이미 여러 이명 네트워크에서 치료의 핵심 기기로 사용되고 있었기에 바로 구매하여 사용하면서, 이 기계는 단지 이명이나 특정 질환만을 치료하기 위한 것이 아니라는 것을 알 수 있었습니다. 사실 침을 어떻게 효율적이고 안전하게 데우는가는 모든 한의사의 풀지 못한 숙제 같은 것이었기에 화타 153을 이용한 화침 시스템은 너무나 매력적이었습니다.

2022년에는 저자 중 한 분인 최성운 원장님이 한의약진흥원의 신의료 신기술대회에 참가하여 진흥원장상을 받기도 하였습니다.

화침이나 온침은 이미 인대나 힘줄의 재생 효과가 탁월할 뿐만 아니라 화타 153은 이명, 수족냉증, 근육 파열, 각종 통증, 비만 등 이미 케이스 리포트로 보고된 질환에서 나아가, 족저근막염, 골절, 수술 후 만성 염증, 담적 등의 소화불량, 생리통, 복냉증, 여드름, 각종 안구 질환, 항암치료 부작용인 말초순환장애 등 침을 사용하는 모든 질환에 적용할 수 있습니다. 특히 중국 상해의 선칩인 선생의 연부조직외과의 학회에서 사용하는 은질침을 더 간단하고, 효율적으로 적용할 수 있는 기기이기에 그 확장성은 무한하다고 여겨집니다.

모든 한의사분이 화타 153을 사용하여 평소 치료하기 어려웠던 질환들을 더 쉽게 치료하기를 바랄 뿐입니다. 현대사회를 살아가는 한의사가 더 명확하게 되고, 한의학이 더 실용적인 학문으로 자리매김하기 위해서 침, 뜸, 부항에만 국한되지 않고 더 다양한 현대기술과 결합하여 새로운 모습으로 한의학이 발전하기를 바랍니다. 그런 차원에서 다양한 화침, 온침 기구의 현대적 응용은 피할 수 없는 시대적 사명이라고 생각합니다. 화타 153을 사용한 화침치료는 베드로가 잡은 풍요를 상징하는 물고기 153마리의 의미처럼 앞으로 전 세계로 뻗어 나가서 많은 병자를 치료하는 기기가 될 것을 믿어 의심치 않습니다.

# CONTENTS

# 제1장

# 온열침이란

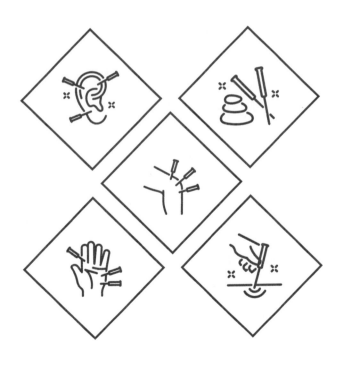

# 1. 자극의 역사

　　1999년 시청률 64.8%를 기록한 탤런트 전광
렬 주연의 드라마 『허준』에는 스승 유의태의 시신을 해부하
는 허준의 모습이 나옵니다. 과연 극단적인 유교 사회인 조
선에서 스승의 시신을 해부하는 것이 가능했을까의 진실 여
부를 떠나서 만약 허준 선생님이 현대에 살아서 돌아온다면
카데바 실습을 안 할 리 없습니다. 인간의 육체는 피부가 겉
을 감싸고 있어서 인체를 투시하는 능력이 있지 않고서는 안
의 근육, 뼈, 내장기관을 직접 볼 수 없습니다. 하지만 병은
인체 안에도 많이 발생하기에 병소를 직접 눈에 보는 것을
목표로 삼는 의학은 바깥으로부터 인체 안쪽의 보이지 않는

곳까지 도달하기 위해서 발전해 왔습니다. X-ray, CT, 초음파, MRI, 내시경 등 진단 기기의 발달과 그리고 인체 안의 암 덩어리에 방사선을 조사하는 항암치료 역시 병소를 직접 확인하고 치료하고자 하는 시도의 연장입니다.

전통의학도 마찬가지입니다. 인체의 겉 피부에 그려진 경혈과 경락뿐만 아니라 많은 외과시술에 대한 기록이 실제로 존재하며 구침(9침)이라는 다양한 형태의 침이 존재하였고, 종양의가 쓰는 침 중에는 현대 외과 전문의가 사용하는 메스보다 더 큰 수술용 칼들이 있었습니다.

단지 정밀한 해부학에 대한 학습 부족, 수술 시 통증 제어를 위한 마취기술의 부족, 수술 중 감염 예방과 응급상황에 대한 대처능력 부족, 수술 후 감염에 대처능력 부족으로 서양의학의 외과술에 치열한 의료 현장의 주도권을 내주었습니다.

그런데도 구침 중 하나인 침도치료(Acupotomy Tx.)는 정밀한 해부학과 결합하여 일반 침보다 더 강력한 치료의 재현성과 효율성으로 여전히 각광받고 있습니다. 또한 치료의 용이성과 효율성으로 양방 외과수술의 대체요법의 하나인 FIMS(Functional Intramusclar Stimulation)의 치료 도구로도 쓰이고 있습니다.

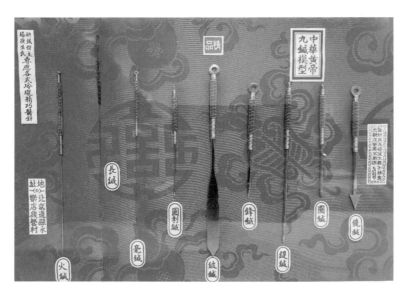

구침 사진

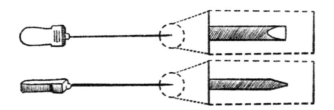

침도 사진

하지만 정밀한 인체해부학을 바탕으로 발전한 침도 술기에도 불구하고 blade type의 침 끝과 굵은 직경이 혈종, 신경 손상 등 정상조직에 대한 손상 위험을 높이기 때문에 초보 시술자가 숙련되는 시간이 필요하고, 무엇보다도 시술 시 환자의 통증 호소로 인해 확장성에 제한이 있게 되었습니다. 그리하여 작은 크기의 도구로도 물리적 자극을 줄 방법들이 제시되었습니다.

## 2. 화침 온침의 사용의 의의와 한계

화침(火鍼)은 『備急千金要方』에서 처음 등장하는 침구 치료법으로 침을 붉게 달군 후 경혈에 자입하여 질병을 치료하는 방법입니다.

화침의 작용은 크게 두 가지로 나누어볼 수가 있는데, 이는 온장양기(溫壯陽氣) 하는 효능으로 한사(寒邪)로 인한 비증(痺症)을 치료하는 것과 생기창렴(生肌斂瘡) 하는 효능으로 화열독사(火熱毒邪)로 인한 여러 외과 병증을 치료하는 것입니다. 즉 화침의 적응증은 통증 및 마비 질환과 각종 피부 외과적 질환이라 할 수 있습니다.

화침과 온침은 모두 열자극을 이용한 자침요법으로 화침은 침을 불에 달군 후 신속히 자침 후 바로 발침하는 방식이고, 온침은 자침 후 鍼尾에 쑥을 연소하여 열 자극을 하는 방식으로 나뉘며, 현재까지 이 두 용어는 명확하게 구분되어 사용되지는 않고 있습니다.

가열식 화침은 자침 후 침체를 직접 가열하는 방식으로 병소에 비교적 정확히 자침이 가능하며, 침체를 뜸이 아닌 열 기구로 직접 가열함으로써 효과적으로 심부 조직에 온열 자극을 할 수 있는 장점이 있습니다.

온열 자극으로 염증을 유발하여 세포 재생을 촉진해 침 자극만으로 치료하는 것에 비해 자연 치유력을 상승시키며, 손상된 인대에 열 자극을 통해 통증 소실과 나아가 인대의 구조를 강하게 하여 후만각 증가를 예방할 수 있습니다.

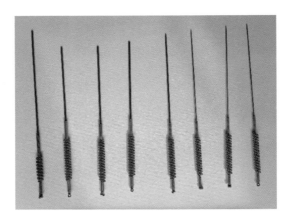

실제 중국에서 사용하는 화침

한국에 침도를 전수해 주신 강철수 선생님이 병원에서 사
용하시는 화침

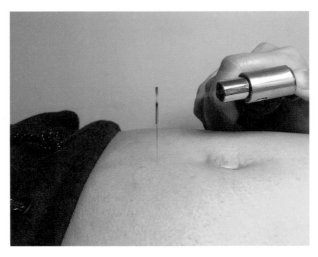

가열식 화침 시술 사진

또한 가열식 화침은 장요인대 염좌, 천장관절 증후군, 족관절 염좌, 무릎 인대 손상, 흉요추부 압박골절에서 활용된 보고와 같이 인대나 건 손상에 활용되어 임상연구를 발표하고 있는 추세입니다. 또한 가열식 화침 치료에 대한 안정성에 관한 연구도 이루어지고 있습니다.

위 침체를 가열기구로 벌겋게 달구어서 환자의 환부에 직접 자침하였다가 바로 뽑는 단자법으로 사용합니다. 가열 시 일반호침은 열로 인해 휘어버리나 화침용 침은 두꺼워서 열을 가해도 휘지 않고 열을 전달합니다.

이처럼 침에 대한 온열 자극은 전통의학의 시술자들에게 있어 주목받는 치료법이지만 뜸을 사용 시 뜸 연기로 인한 시술자와 피시술자의 건강 위해성, 일정한 온도 유지의 어려움, 피하 심부로 열을 균일하게 전달할 수 없다는 점, 화상의 위험성 증가 등 시술 상의 많은 한계점이 있어 왔습니다. 이에 다양한 방식으로 침을 가열하는 방법이 연구되었지만, 만족스러운 방법을 찾을 수 없었습니다.

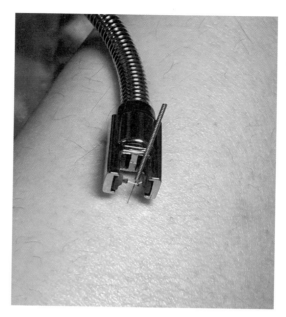

플라즈마 라이터를 응용한 가열식 화침 치료

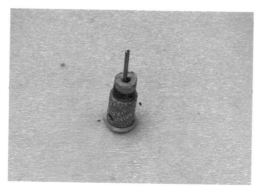

일회용 뜸을 이용한 온침 치료 사진

# 3. 자기장 사용의 역사

기원전 수천 년부터 인도, 중국, 이집트, 그리스 등에서 자석을 치료 수단으로 사용해 왔으며, 『신농본초경』, 『명의병록』, 『본초강목』 등에서 자석을 간신의 허를 보하며 이롱, 이명, 난청을 치료하며, 골기(骨氣)를 강하게 하는 약으로 법제 후 복용하거나 외용으로 가루 내어 바르는 방법 등으로 소개하고 있습니다.

『동의보감』에는 「내경 신장 편」에서 신기(腎氣)를 보하고 신 허로 귀가 먹고 눈이 어두울 때 쓴다고 하며, 「외형 이(耳) 편」에서 이롱을 치료하기 위해 자석을 가루 내어 안 들리는 귀에 넣고 잘 들리는 귀에는 침사(鍼砂: 철가루)를 넣어서 치료한다고 하며, 「외형 복(腹) 편」에서는 쇠 기운이 배로 들어가 통증 있는 경우 가루로 만들어 자리에 깔고 눕고, 「외형 요(腰) 편」에서는 신허 요통에 법제 후 복용하게 하며, 「외형 골 편」에서는 골의 기를 강하게 한다고 합니다.

중세 서양에서도 엘리자베스 1세의 주치의였던 윌리엄 길버트를 비롯하여 독일 프랑스에서 많은 과학자와 의사들이 자석 치료를 사용하였습니다. 20세기에는 지금까지 영구자석에서 사용되어온 static magnetic therapy가 아닌, solenoid coil을 이용한 PEMF(Pulsed electromagnetic field) 치료가 동유럽, 소련, 일본, 미국 등에서 사용되기 시작했으며, 1980년 FDA에서 지연성 골절유합에 PEMF 효과를 인정한 이후 다양한 PEMF 효과를 이용한 다양한 뼈성장자극기 Bone growth stimulator 기기를 임상적으로 다양한 질환에 사용되고 있습니다.

동유럽 쪽에서 오랫동안 임상적으로 사용되어온 자기장 치료의 적응 질환들을 살펴보면 말초혈관 질환, 고혈압 심장 질환, 폐 질환, 소화기 질환, 신경계 질환, 류마티스, 피부

질환 등으로 다양합니다.

　이러한 PEMF는 인간의 몸은 전도체이며 전기가 우리 몸에 들어오면서 전자기장이 형성되고, 또한 전자기장은 세포막에 영향을 주고 균형을 조절하여 세포막 채널이 열리는 원리를 이용하여 산소와 영양분이 들어오고, 이산화탄소와 노폐물이 나가는 세포의 대사 기능을 활성화해 우리 몸을 치료하는 효과가 있습니다.

　따라서 우리는 PEMF를 응용하여 각종 통증 감소, 혈액순환 촉진, 부종과 염증 감소, 긴장과 우울증 감소, 수면효과 개선 등 많은 질환에 시도해 볼 수 있습니다.

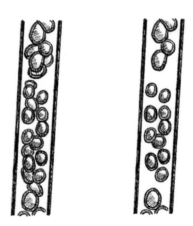

PEMF 적혈구 분리효과 모식도

강한 펄스 자기장(0.27 Tesla)을 10분 동안 가했을 때 적혈
구의 연전 상태는 매우 호전되어 대체로 개별로 분리되었으
며, 슬라이드글라스 slide glass 위에서 이동속도 역시 가장
활발하게 움직여서 $8 \times 10^{-4}$m/sec으로 증가하였습니다.

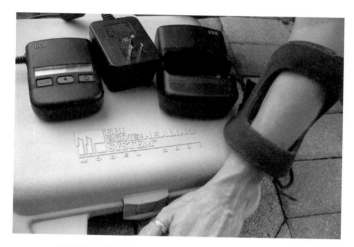

미국에서 사용 중인 뼈성장자극기 Bone growth stimulator

## 4. 자기장과 침의 결합(화타 153의 개발)

자기장온열침(화타 153)은 자기장 연구에 평생을 바치고 계시는 연세대학교 보건과학 대학부 의공학과 이용흠 교수가 개발하였습니다. 고주파(High frequency) 교번전류(150kHz)를 솔레노이드 코일 solenoid coil에 유도하여, 그 안에 일반 스테인리스보다 더 큰 자성체를 갖는 전용 침을 위치시키면 침이 자화(magnetization)되면서 침 내부의 고정된 전자배열이 흐트러지고 충돌하면서 마찰열이 발생하는 원리, 즉 자기장이 자성체에 유도(induction)되는 자기유도작용 원리를 적용하여 침을 가열하는 온침 시스템입니다.

그 이후 (주)메디랩의 홍인표 대표가 사명감을 가지고 수년

의 시행착오 끝에 실제 임상 사용이 가능한 기기로 2014년부터 제작·시판을 시작하였습니다. 그 이후에도 전용 침 보급 문제, 침 가열 시 화상 문제 등 여러 문제점을 극복하여, 2023년 현재에는 화상을 최소화하고 하드웨어 자체의 내구성과 안정성도 최대화하였습니다.

그리하여 매년 그 진가를 인지하는 원장님들 사이에서 조용하고 꾸준히 보급되고 있습니다. 현재 대한침도의학회 회원들을 포함한 눈썰미 있는 임상가들이 여러 질환에 사용하고 있으며, 다양한 질환에 대한 케이스리포트가 꾸준히 보고되고 있습니다. 이명, 안면 마비, 수족냉증, 비만, 근육 파열, 인대 파열, 족저근막염 등의 치료 사례가 2015년부터 여러 학회지에 발표되고 있으며, 임상가들은 이외에도 비염, 부비동염, 척추관협착증, 소화기냉증, 담적 질환, 생리통, 빈뇨, 안구 질환, 자율신경실조증, 말초순환장애, 여드름 등 침을 사용할 수 있는 모든 질환에 지속해서 사용 범위를 확장해 나가고 있습니다.

특히 기존의 화침, 온침의 최적의 자침 포인트가 근건인대 접합부임을 고려해 볼 때, 대한침도의학회에서 강조하는 근육의 기시 종지부를 주 치료 포인트로 잡는 것이 가장 효율적으로 고려됩니다. 아무래도 더 높은 치료율을 위해 정밀한 해부학적 구조를 정확히 숙지하는 것은 아무리 강조해도 지나치지 않습니다.

또한 화타 153을 초창기부터 사용하시며 여러 가지 개선점을 논의해 주신 원장님들의 의견을 들으면 처음에는 침의 온열 효과에 관심과 집착을 가지고 치료를 하다가 오래 사용할수록 점점 더 교번자기장(PEMF)의 효과에 더 의미 부여를 한다고 말씀을 하십니다. 그런 점에서 화타 153은 온침 효과를 넘어서 서양에서 오랫동안 연구되어온 맥동형자기장의 효과까지도 추구할 수 있는 확장성을 갖고 활용할 수 있습니다.

## 5. 어느 것이 더 나은가? (은질침, RFA, 화타의 비교)

### 1) 은질침

은질침은 중국의 연부조직외과학회의 선칩인 교수가 디스크 수술 등을 대체할 수 있는 치료법을 연구하다가 전통침법에서 발굴한 방법으로, 열전도율이 높은 은을 주소재로 하여 두께 1.1mm의 긴 침을 밀집형으로 자침하여 골막까지 자침한 후, 침 끝에 쑥뜸을 부착 후 가열하여, 전도열(40~55도)로 무균성 염증을 제거하고 혈액 공급과 세포 대사를 개선하여 만성적인 동통 질환뿐만 아니라 척추측만증과 같은 근골격의 변형까지도 치료하며 면역력 향상과

체질까지 바꾸는 치료법입니다.

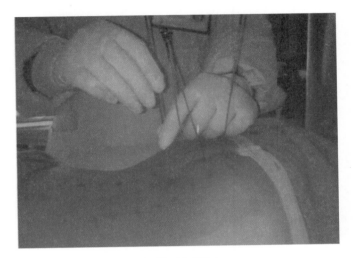

은질침 시술 장면 1

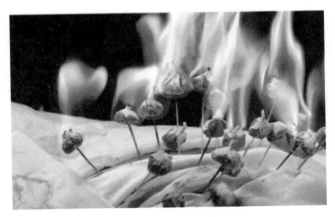

은질침 시술 장면 2

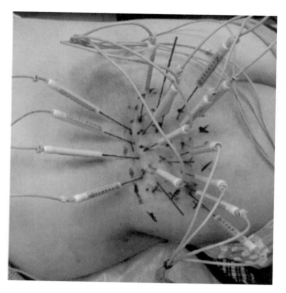

현대 중의학의 은질침 기기 시술 장면

은질침을 한국 사정에 적용하기 어려운 이유는 다음과 같습니다.

① 두께가 1mm 가 넘는 굵은 침을 사용한다.

② 이로 인해 lidocaine 같은 국소마취제의 주사가 필요하다.

③ 과거의 쑥뜸을 이용하는 방식은 화상, 화재, 번거로움 뿐만 아니라 한국 정서적으로 받아들이기 힘든 원시적인 느낌이 있다.

④ 현대화된 기기라도 위의 문제점을 여전히 가지고 있
   으며, 단지 시술이 쉬울 뿐이다.

국내에서 은질침의 원리를 가장 유사하게 적용할 수 있는
기기는 화타 153입니다.


## 2) 고주파소작술 Radiofrequency Ablation Therapy, RFA

RFA 고주파소작술은 양방에서 사용하는 시술법으로,
종양에 전극을 삽입하고 고주파로 열을 발생하여 암세포
를 제거하거나 각종 통증 질환의 신경 차단에도 사용되
고 있습니다. 비수술 방법으로 비교적 간단하게 목표 병소
를 제거하는 방법이기에 수술하기 부담스러운 환자에게 사
용하며, 일반적으로 Conventional Continuous Radio
frequency(CRF)의 보통 섭씨 60~80도의 온도로 병소조직
을 태우는 방식과 Pulsed Radio frequency(PRF)의 보통
섭씨 42도 아래 온도를 이용하여 조직의 손상을 최소화하
는 방법으로 치료하는 방법이 있습니다.

화타 153은 후자의 방법에 유사합니다. RFA는 보통 22G cannular를 사용하여 도자침을 넣는 방법이며, 한 번에 시술할 수 있는 포인트가 10개를 넘지 않습니다. 하지만 화타 153은 12개의 dry needle을 cannular를 사용하지 않고 간단히 사용할 수 있어 PRF의 효과를 대신 구현할 수 있어 보이며, 만약 초음파가이드로 시술한다면 PRF 못지않은 정확한 시술도 더 간단하게 할 수 있어 보입니다. 더군다나 electromagnetic field 효과도 있기에 더 다양한 질환에 응용할 수 있습니다.

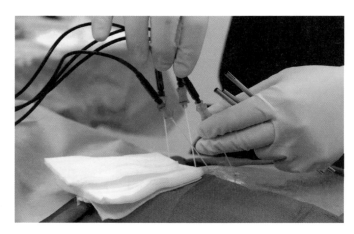

RFA 시술 장면

# 6. 앞으로 어떻게 할 것인가? (화타 153의 발전 개선 방향)

현재 생산하는 전용 침의 사이즈인 0.3× 40mm, 0.3×60mm를 소량 생산임에도 불구하고 화타 153의 보급 초기부터 SMC 이종만 사장님이 뜻을 가지고 생산해 주셨습니다. 하지만 갈수록 침 굵기가 가는 것을 선호하는 임상 현실에서 0.25mm나 0.2mm의 굵기가 가는 침을 생산하여 침 시술 시 통증을 줄이며 또한 피부 미용에까지 질환을 확장할 기회를 얻는 것이 필요하다고 생각됩니다.[1]

더 가는 침을 제작 공급하는 것과 더불어 더 굵은 침을

---

1) 0.22 x 40mm 침의 공급이 올해부터 시작되었습니다.

사용하여 앞에 언급한 은질침과 PRF 치료의 효과를 증가시킬 수 있을 것입니다. 침이 가늘어지면서 효과가 떨어지는 것은 당연한 결과이기에 필요한 경우에는 더 굵은 침을 꼭 사용해야만 합니다. 은질침이 1mm가 넘는 굵은 침을 밀집형으로 자침하고, 온열 효과를 더하고 자극량을 극대화하여 척추의 변형까지 치료하는 것처럼 화타 153도 더 굵은 침을 사용하는 경우 은질침에 상응하는 치료 효과를 볼 수 있다고 믿어 의심치 않습니다. 다만 이럴 경우 초음파가이드를 통해서 더 안전하게 자침할 수 있는 프로토콜을 구성해야 한다고 생각합니다. 화타 153기기 자체의 경우 현재 12개의 도자만 사용할 수 있지만, 밀집형 은질침처럼 사용할 경우 도자가 부족하기에 도자 수를 적어도 20개 정도까지 확장하여 더 많은 병소의 접근이 필요해 보입니다.

요약하면 은질침의 원리를 가장 유사하게 효율적으로 적용할 수 있는 화타 153의 장점은 다음과 같습니다.

## 1) 화타 153의 장점

① 화타 153은 전용 침을 사용하여 Pulsed Electro-Magnetic Field가 침체를 따라 형성되고, 이로 인해 침체 주위 온도를 심부까지 상승시킨다. → 은질침의 전도열 원리를 구현함(일반적인 가열식 화침이나 뜸을 이용한 온침은 열이 심부까지 전달되지 않는다는 학술 논문이 다수 있다.)

② 여기에 더하여 PEMF의 다양한 기능을 고려하면 치료의 효과가 더 뛰어난 면도 있다.

③ 침을 1mm 정도 되는 은질침이 아닌 더 가는 일회용 침을 사용하며, 두께도 일반 침과 동일하여 시술자나 피시술자가 치료받는 부담이 덜하고 굳이 국소 마취제를 사용하지 않아도 된다.

하지만 침의 굵기 차이 등으로 인한 치료 효과 차이가 분명히 존재하기에 더 나은 방법들이 연구될 필요가 있다.

# 7. 화타 153 응용법

## 1) 포침(布針) 치료법- 드레이프를 사용한 가온(加溫)

은질침의 포침(布針) 하는 방법을 응용하여 침 위에 천을 덮어 열기가 심부에 진입하도록 하여 치료 효과를 올릴 수 있습니다. 천 안으로 열기가 느껴져 뜸을 뜨는 효과를 함께 느끼게 합니다.

주의점: 적은 출력에도 열기가 느껴지므로 특히 복부 등 피부가 예민한 부분에 시술 시 포침 없이 사용할 때보다 출력을 낮추어 사용합니다.

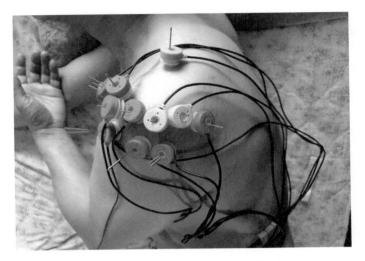

오십견 환자의 좌측 견관절 부위의 화타침 자침 모습

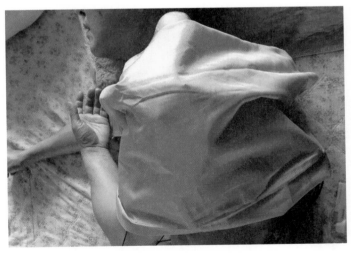

오십견 환자의 좌측 견관절 부위의 포침 치료

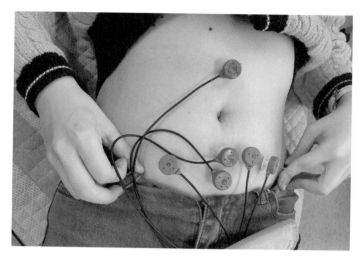

복냉증 환자의 화타침 자침 모습

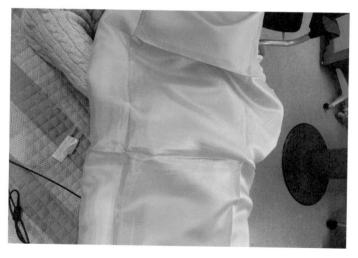

복냉증 환자의 포침 치료

## 2) 밀집 치료법- 여러 개의 침을 한 도자에 꽂는 법

하나의 코일 도자 안에 전용 침 한 개가 아닌 여러 개의 전용 침을 자침하여 밀집형 은질침의 효과를 발휘하며, 점 →선→면→입체로 연결되는 병소에 대한 입체적 접근이 가능하게 합니다.

다만 한 코일 도자의 내측 지름이 5mm이기에 통과하는 침의 사용 개수가 3개 이내로 사용하는 것이 적당해 보입니다.

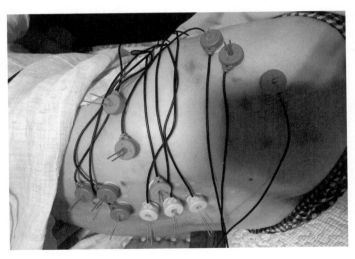

척추협착증 환자의 요부의 심부근육 자침
(0.3 x 60mm 침을 한 도자당 2~3개씩 자침한 모습)

### 3) 중첩 치료법- 도자를 같은 혈 위에 두 개 올려서 놓는 방법

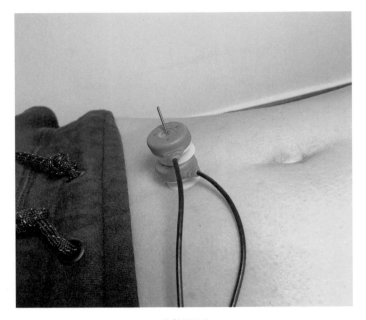

중첩치료법

　자기장을 강화해 치료 범위를 확장하고 침의 온도를 증가시킵
니다.
　꼭 순방향(順方向) 순으로 포개어 놓아야 합니다.

# * 밀집형 화타침 치료가 강한 이유

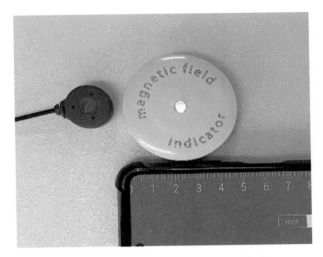

한 개의 도자로부터 자기장의 최단도달 거리측정

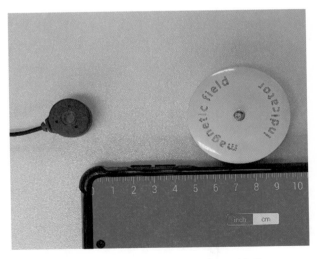

한 개의 도자로부터 자기장의 최장도달 거리측정

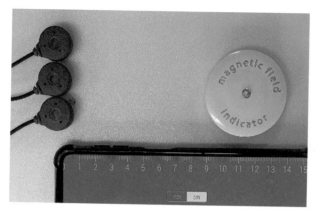

세 개의 도자로부터 자기장의 최장도달 거리측정

도자마다 차이는 있지만 보통 7~9cm, 두 개를 겹치는 경우 10cm 이상 도달합니다. 만약 역방향으로 겹치는 경우 5cm 이하로 도달 거리가 짧아집니다.

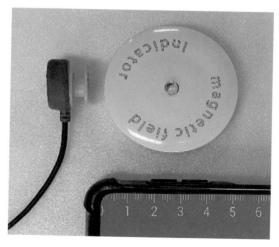

한 개의 도자로부터 피하 방향으로 자기장의 도달 거리 측정

## 4) 횡자 치료법- 침을 구부려서 횡자하여 피하조직을 치료하는 방법

침을 꺾어서 사자로 자침하여 핀치를 테스트 양성 등에서 나오는 피부 신경의 문제 혹은 피하조직을 목표로 치료합니다.

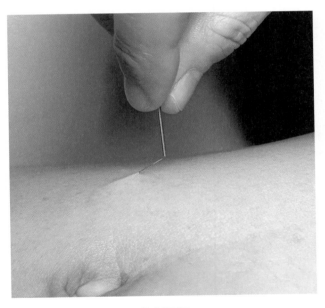

횡자 치료법

피하조직을 치료하는 방법으로 지방분해, 수술 후 감각이 저하된 피부 신경 등에 사용하는 치료법입니다.

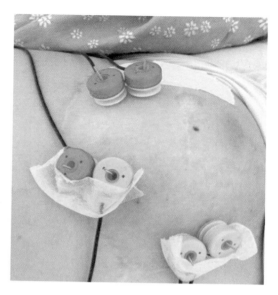

유방 제거 수술 이후 냉증과 통증을 호소한 환자의 침 치료법

　사진은 유방암으로 유방 일부를 제거한 후 재건 수술한 부분에서의 피부 통증을 수년 동안 가졌던 환자를 핀치롤 테스트와 스킨테스트로 통증 부위를 잡아낸 후 침을 구부려서 피신경(cutaneous nerve)를 목표로 자침 후 통증 개선이 되었습니다.

## 5) 코일 치료법- 침을 사용하지 않고 코일만 올려놓는 방법

소아나 침에 대한 거부감이 강한 환자들을 대상으로 하여 코일 자체만 올려놓고 포침 하는 경우 온열 자극 효과와 자기장 효과가 있습니다.

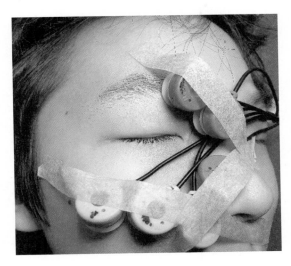

침 없이 도자만 사용하는 치료법

어린아이나 침 자극에 공포심이 많은 환자는 도자만 이용하여 치료하기도 합니다.

제2장

# 온열침 질환별 매뉴얼

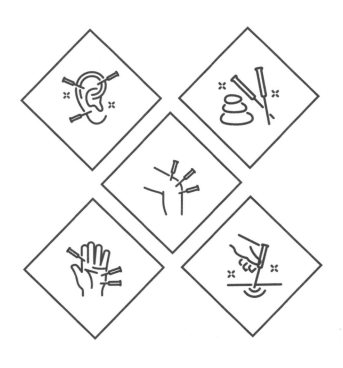

주로 화타 153을 사용하여 다음 질환들을 치료하는 자침 포인트는 앞서 언급하였듯이 근건접합인대 부위, 말초신경의 포착 다발 지점 같은 대한침도의학회의 치료 지점과 해부적인 정밀도는 부족하지만, 임상적으로 검증된 탁월한 혈 자리를 사용하는 석호침법의 혈 자리를 주로 참조하여, 임상에서 직접 사용한 부분들을 위주로 구성하였습니다. 다만 석호침의 자침 시 수기법(좌우로 교차염전 하면서 천천히 자입하는 보사법)이 효과, 진통, 안전성 면에서 중요한 의미를 갖기에 고려되어야 할 부분입니다.

일반 침 치료와는 다르게 온열 자극으로 인해 환부의 순환 강화, 재생력 강화로 임상 효과가 매우 뛰어납니다. 화타 153의 경우 1초에 150,000Hz의 전자기장이 침에 가해지므로 우리가 느끼지 못하는 속도로 보사법이 시행되고 있다고 볼 수도 있습니다. 침감이 좋으신 분들은 얼굴이나 내측 피부 같은 예민한 피부에 침을 맞고 화타 153의 자기장을 가하자마자 약간의 찌르는 듯한 전기가 흐르는 통증을 느끼는 분들도 있습니다. 하지만 곧 그 진동에 적응합니다. 이 책에 나오는 화침의 혈위들은 대한침도의학회의 혈 자리 포인트, 석호침의 혈위, 임상가들이 자주 사용하는 다빈도 혈위 중에서 효과적인 혈위 위주로 준비했습니다.

재건 수술한 유방조직의 통증으로 7년을 고생한 60대 여성 환자

이 환자는 우측 유방암으로 유방절제 수술을 시행한 후부터 재건한 유방조직 전체에 통증이 지속되어 7년 동안 고생하는 환자였습니다. 재건 유방조직을 핀치롤 테스트를 하면 극렬하게 통증을 호소하는 부분과 감각이 떨어지는 부분이 혼재하였고, 화타 전용 침인 0.3 X 60mm의 강자성 침을 90도로 구부려서 재건한 유방의 피부조직의 cutaneous nerve를 목표로 사자하여 자침 후 화타 153의 도자들을 위치시켰습니다.

약 10일의 입원 기간 중 매일 30분씩 자기장 온열치료를 시행하였으며, 퇴원 즈음하여서는 약 70~80% 통증이 감소하였음을 환자분이 알려주셨습니다. 환자분은 본인이 재건 유방의 통증으로 오랫동안 고생하면서 여러 병원을 전전하였지만, 대부분이 치료법이 없다는 말만을 듣고 단순 진통제만을 처방받았는데 이렇게 개선되어 너무 만족한다고 말씀하셨습니다. (* 44페이지의 환자 사진 참고)

▶ Case 002 ─────────────────────────────

5년간 지속된 이명으로 신경절제 수술을 하기 전에 찾아온 여대생

　　　　　이명이 오래되어 다양한 치료를 받았으며, 고막 주사 등도 이제 듣지 않아 신경절제(전정신경 등)를 추천받아 무서워서 못하고 고민하다가 한의원에 찾아온 대학생이 있었습니다.

　이명과 난청이라면 카이로프랙터의 창시자인 팔머 박사의 난청 치험례를 대표적으로 떠올리게 됩니다. 팔머 박사가 오랫동안 난청으로 고생했던 하베이리라드의 척추를 교정하자 한 번에 치료되었던 사례를 바탕으로 카이로프랙틱이란 학문이 창시되었습니다.

　제 생각에 난청과 이명은 보통 상경추(C0, C1, C2)의 변위와 턱관절의 변위로 인해 발생하는 경우가 많습니다. 이런 환자들은 목의 통증은 없어도 턱의 움직임이 이상하거나 경추가 굳어 정상 가동범위가 나오지 않는 경우가 많습니다.

　이명이 심했던 여학생도 상경추의 변위와 턱관절 변위가 심했기에, 턱관절의 인대, 디스크, 상경추를 잡는 후두하근 tendon과 capsular ligament 등을 화타침으로 치료하였

습니다. 1회 치료에 귀 먹먹함이 바로 소실되었고, 치료 시마다 다양한 증상이 좋아졌습니다. 20회 치료에 드디어 아침마다 들리던 심했던 이명이 사라졌습니다.

　병을 치료할 때 우리가 증상에 치중할 수가 있는데, 증상은 병에 따른 결과로, 병의 원인이 어디 있냐를 잘 살펴봐서 치료하면 좋은 결과를 거두는 경우가 많다고 생각이 듭니다.

# 1. 이명

## 1) 정 의

임상 현장에서 우리는 귀와 귀 주변 구조물의 질환으로 인해 발생하는 이명, 이폐색증, 중이염, 난청, 어지럼증 등 다양한 질환을 접하게 됩니다. 중이에 있는 고막까지는 외이도를 통해 접근할 수 있지만, 내이에 있는 청각기관인 달팽이관과 평형기관인 전정기관 등이 측두골 내에 위치하고, 이를 지배하는 제8 뇌 신경인 와우신경이 두개골 내 교뇌의 신경핵에서 시작되어 나가며, 이들이 매우 작은 구조물로 이루어진 것 등을 고려해 볼 때 해부학적인 접근이 절대 쉽지 않습니다. 그럼에도 불구하고 화타 153의 자기장은 뼈를 투과하여 내이안의 달팽이관의 유모세포, 주변의 미세 신경과 혈관 등의 구조물 미세순환에 영향을 주어 치료 효과를 보이는 것으로 추정됩니다. 따라서 이미 많은 이명·난청 전문 한의원에서 오랫동안 사용해 오고 있으며, 지속적인 임상치험례 보고도 올라오고 있습니다.

하지만 상당한 치료 효과에도 불구하고 치료 포인트의 접근에 있어서 기존에 통상 사용되어오는 전통경혈경락학의 2D 접근치료가 주를 이루고 있어서 발전의 제한이 있었습니다. 이제 대한침도의학회의 정밀한 3D 입체해부학 접근을 시도한다면 더 다양한 질환에 더 높은 치료 효과를 보일 수 있습니다. 이런 관점에서 본 책은 초심자들이 정밀한 해부학적 접근에 대한 어려움을 가지기에 일단 임상적으로 쓰이는 자침 포인트를 위주로 하여 실전용으로 구성하였고, 다음에 관심 있는 분들을 위해 해부구조물에 대한 설명을 위한 해설서를 따로 발간할 예정입니다.

## 2) 진단 및 평가

이명은 질환이 아닌 증상이기 때문에 여러 원인이 있을 수 있습니다. 난청(돌발성 난청, 소음성 난청, 노인성 난청), 메니에르병, 머리 외상, 청신경종양, 이관기능 장애 등이 대표적 원인입니다. 따라서 이명의 진단에서 중요한 것은 뇌의 질환 및 외상, 소음 노출, 이독성 약물의 사용, 심혈관질환 여부 등 이명과 관련된 병력을 조사하는 것입니다.

고막 검사는 가장 기본적인 검사로, 중이염과 같은 염증성 질환 및 고막 천공과 같은 소견을 확인하기 위해 시행합니다. 귀 주위 혈관 이상으로 인한 박동성 이명의 경우 경부 압박 및 자세에 따라 이명의 양상이 변화하는지, 이명의 소리가 심장박동과 일치하는지를 관찰하여야 합니다. 귀속 미세 근육의 경련에 의한 이명은 귀에 청진기를 대보면 직접 들을 수 있습니다. 순음청력검사 및 어음청력검사를 시행하여 현재의 청력을 확인하여야 합니다. 이명 환자의 청력검사에서 실제 난청이 나타나는 경우는 88%에 이르며, 대부분의 이명 환자에서 이명 주파수는 청력 장애가 가장 심한 주파수와 일치합니다.

다양한 종류와 원인의 난청이 이명과 밀접한 관련이 있으므로 난청의 유무와 형태를 정확히 파악하고 치료에 적용하기 위해 환자의 청력 상태를 초기에 평가하는 것이 필수적입니다. 이명도 검사는 환자가 느끼는 이명을 객관적인 수치로 정량화하는 검사로 주관적인 이명 증상을 객관화하고 수치화합니다.

귀 주변의 혈관 기형 및 종양성 병변을 확인하기 위해 측두골의 CT 및 경동정맥의 혈관조영술을 촬영할 수 있으며, 청신경 경로 및 뇌에 발생한 종양을 확인하기 위해 뇌 MRI를 시행할 수 있습니다.

## 3) 온열침 치료

일차적으로 귀와 관련된 구조물 파악하여, 외이 중이 내이의 구조물들을 침 치료와 더불어 온열 자극하여 치료합니다.

(1) 귀 주변 신경의 치료
전정와우신경, 안면신경, 후이개신경, 설인신경, 미주신경에 근접해서 영향을 주는 방법입니다.

① 이문, 청궁, 청회혈을 통한 전정와우신경 접근법

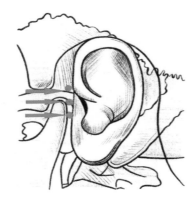

빨간색 화살표 위에서부터 이문, 청궁, 청회혈의 위치

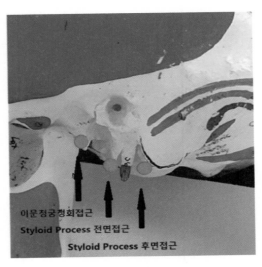

예풍혈을 기준으로 한 이명 치료 3가지 방법
① 이문청궁청회접근법 ② styloid process 전면접근법 ③ styloid process 후면접근법

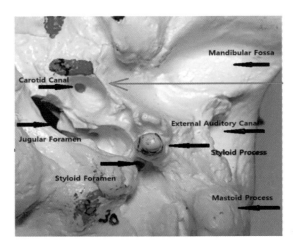

이문청궁청회를 통한 전정와우신경 접근

Base of Skull: Inferior Surface에서 본 진입 경로 빨
간 화살표가 이문청궁청회를 통한 전정와우신경 접근법

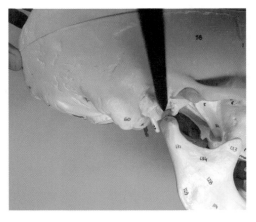

이명청궁청회 접근법의 골격모형

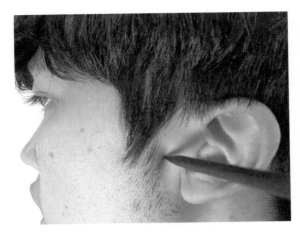

이명청궁청회 접근법

* 이명청궁청회 접근법의 주의 사항

TMJ 치료와 마찬가지로 손가락 2개 정도 들어갈 정
도로 입을 벌려 mandibular condyle을 mandibular
fossa에서 분리시킵니다. 목표 혈위는 TMJ 치료 포인
트보다 뒤에 위치하며, 3~4cm 침체가 전부 들어가며
Bone touch 해야 하며, 무리해서 넣지 않는 것이 좋
습니다. 침 끝의 목표는 tympanic membrane 근처입
니다.

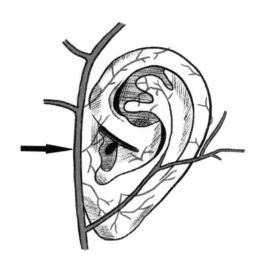

이명청궁청회 접근 시 주의할 점

검정 화살표가 가리키는 것이 superficial temporal artery입니다. 이명청궁청회 자침 포인트 자침 시 su perficial temporal artery의 동맥 손상으로 출혈이 있을 수 있으므로 주의해야 합니다.

② Styloid Process 전면접근을 통한 설인신경&미주신
  경치료

설인신경, 미주신경의 접근법은 internal jugular fossa 방향으로 자침하여 styloid process 뒤로 접근 시 facial

nerve에 막힐 가능성이 큽니다. styloid process의
anterior로 타고 직진 시 설인신경과 미주신경 근접하게
들어갈 가능성이 큽니다.

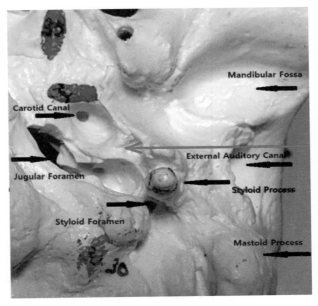

Styloid process의 전면부를 통한 설인신경, 미주신경 접근법(1)

Base of Skull: Inferior Surface에서의 관점, 빨간 화살
표는 Jugular foramen 향한 침의 진행 방향입니다.

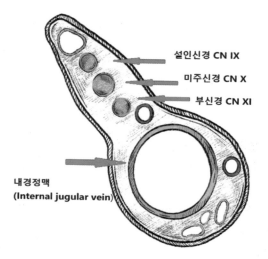

설인신경 **CN IX**

미주신경 **CN X**

부신경 **CN XI**

내경정맥
**(Internal jugular vein)**

그림 027안의 Jugular foramen 내 구조물과 주의점

미주신경과 설인신경 근처에는 내경정맥이 위치하므로 천천히 접근하는 것이 좋습니다.

천천히 진침하며 30mm 이상 들어갈 시 특히 주의합니다.

또한 찌릿한 경우 혈관을 건드린 경우가 많기에 진침을 멈추고 퇴침한 후 압박 지혈합니다.

정맥과 동맥을 잘못 건드린 경우 부어오르는 경우가 종종 있습니다.

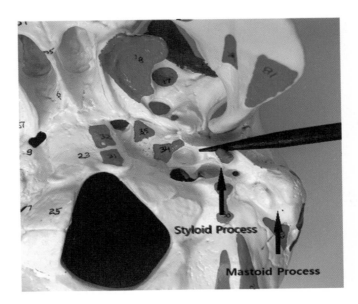

Styloid process의 전면부를 통한 설인신경, 미주신경 접근법(2)

Base of Skull: Inferior Surface에서 본 모습.
검정 지시봉이 설인신경과 미주신경으로 접근하는 경
로입니다.

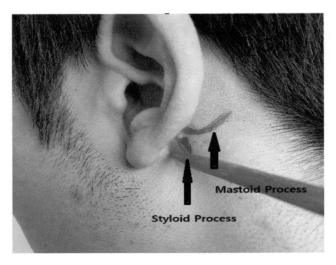

Styloid process의 전면부를 통한 설인신경, 미주신경 접근법(3)

- 검정 화살표: 좌 Styloid Process, 우 Mastoid Process
- 검정 지시봉: Styloid Process 전면부로 진입하는 모식도
- 보라색 체표 마킹: 위 Mastoid Process, 아래 Styloid Process
- 붉은색 지시봉 자침 포인트 진입 방향: Mandible posterior margin과 Styloid Process 사이로 체표에 수직으로 진입

③ Styloid Process 후면접근을 통한 안면신경접근 치료

Styloid process 후면으로 접근하여 안면신경이 나오는 stylomastoid foramen에 최근접해서 자침합니다. 예풍혈 치료 포인트에서 mastoid process 바로 앞으로 접근합니다.

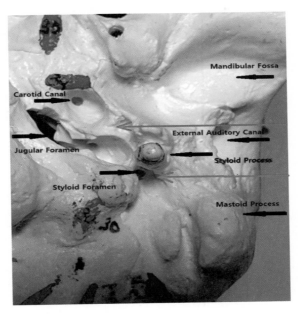

Styloid Process 후면접근을 통한 안면신경접근 치료 (1)

· Base of Skull: Inferior Surface에서 본 모습

· 붉은색 화살표: 위(Styloid process 전면접근법), 아래 (Styloid process 후면접근법)

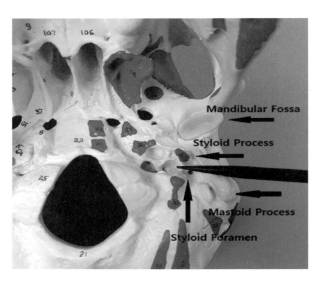

Styloid Process 후면접근을 통한 안면신경접근 치료 (2)

- Base of Skull Inferior Surface에서 본 모습
- 수평 검정 화살표: 위 Mandibular Fossa, 중간 Styloid Process, 아래 Mastoid Process
- 수직 검정 화살표: Styloid Foramen, styloid process 바로 뒤에 위치, 평균 0.2mm
- 검정 지시봉: Styloid Process와 Mastoid Process 사이에서 Styloid Foramen 향한 진입 경로

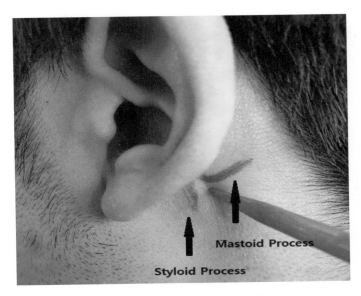

Styloid Process 후면접근을 통한 안면신경접근 치료 (3)

- 보라색 체표 마킹: 위 Mastoid Process, 아래 Styloid Process
- 붉은색 지시봉: 자침 포인트 진입 방향은 Styloid Process와 Mastoid Process 사이의 체표로 수직으로 진입

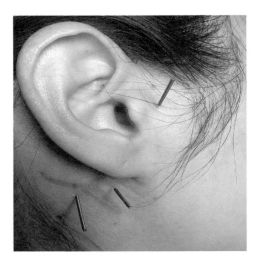

Styloid Process 전면 후면접근을 통한 안면신경치료(4)
– 자침 모습

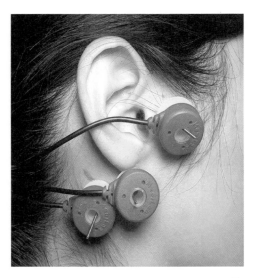

Styloid Process 전면 후면접근을 통한 안면신경치료(4)
– 자침 후 화타 153도자 부착 모습

(2) 후두부 근육과 신경치료

측두하악관절의 장애, 편타성 손상과 같은 경추부 손
상으로 인한 이명 등이 발생 가능하며, 이명의 발생이
체성감각계(somatosensory system)과 연관되어 있습니
다. 따라서 이명에 경추부를 치료하는 것이 좋습니다.

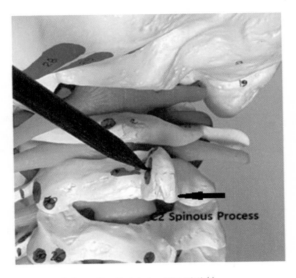

Oblique Capitis Inferior 치료 방법 (1)

· 검정 화살표: C2 극돌기 Spinous Process
· C2 극돌기 Spinous Process의 양측으로 하두사근
  (Obliquus Capitis Inferior)이 각각 붙어있어서 정확
  한 자침을 위해서는 후방의 정가운데가 아닌 사진의

검정 지시봉처럼 외측면에서 가운데를 향하는 방향
으로 자침합니다.

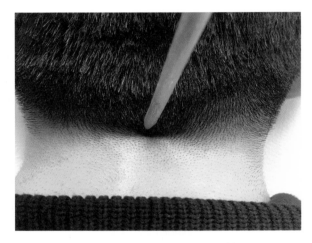

Oblique Capitis Inferior 치료 방법 (2)

· C2 극돌기 Spinous Process 좌우를 치료합니다.

· 후두부에서 C1의 Spinous Process는 잡히지 않고,
  Occipital protuberance에서 C1 SP를 넘어가고
  C2 SP가 잡힙니다. 그 양쪽을 뼈에 붙여서 자침하
  는 것이 치료 포인트입니다.

(3) Eustachian tube 치료 방법

　Eustachian tube는 중이와 비인두를 연결시켜 주는 관으로, 외부 공기를 중이에 들어갈 수 있게 하여 중이강과 외부와 기압을 같게 만듭니다. 유스타키오관에 문제가 발생하면 이명이나 체성 소리가 발생할 수 있습니다.

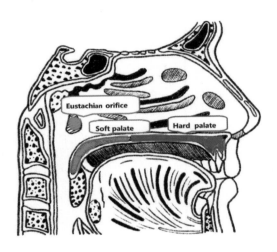

Soft palate를 통한 Eustachian orifice 접근을 위한 Parasagittal Plane at Pharynx

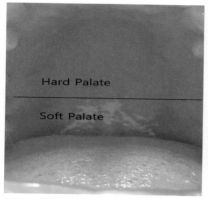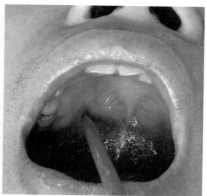

soft palate 통한 eustachian tube 자침 방법 (1)    soft palate 통한 eustachian tube 자침 방법 (2)

soft palate 통한 eustachian tube 자침은 화타 153
으로는 유침하기는 어려운 부분입니다만 이명 치료
에 필요한 부분이기에 기록합니다. Eustachian tube
orifice 접근 시 보통은 비강을 통해서 접근할 수도 있
지만, hard palate와 soft palate 연결 부위 아래쪽
에서 외측을 향해서 자침하여 soft palate를 뚫고 비
인두 쪽의 Eustachian tube orifice 주변을 자극하는
것이 좋습니다. 귀 쪽으로 신경 자극증상이 느껴지게
자침하여 유스타키오관을 자극하는 것이 치료 방법 중
하나입니다.

## (4) mastoid air cell 치료 방법

Mastoid air cell은 명확히 밝혀지지는 않았지만, 온도나 압력조절을 통해 중이나 내이질환과 관련 있다고 여겨집니다. 일반적인 침습 행위로는 도달할 수 없지만, 자기장은 뼈를 투과하기에 압통점뿐만 아니라 각종 이 질환에 화타 153을 mastoid process에 부착하여 자기장 효과를 기대할 수 있습니다.

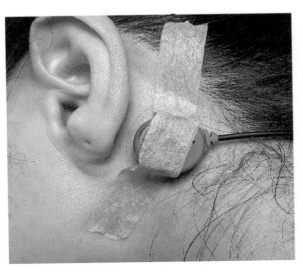

mastoid air cell의 화타 153 도자 부착 사진

침을 무서워하는 초등학생의 비염 치료

어린 초등학교 6학년 학생이 코에 침을 맞는다는 것은 절대 쉬운 일이 아닙니다. 이 환자는 만성적인 비염과 축농증으로 고생하는 환자였습니다. 비염 치료의 아시혈적인 접근 방법은 대개는 부어있는 하비갑개나 중비갑개 등을 사혈하여 부종을 배출하는 것을 목표로 하지만, 아무래도 코안에 침을 넣는다는 부담감과 통증으로 어른이든 아이든 상당히 부담스러운 치료법입니다. 특히 비통혈이라는 혈 자리에 두께가 0.5mm의 석호침을 자입하고 코를 풀어서 피를 배출하는 것은 환자를 지속해서 관리하는 데 큰 걸림돌입니다. 하지만 화타 153을 사용하는 경우 0.22mm나 0.3mm의 더 가는 침으로도 온열과 자기장을 이용하여 통증을 최소화시키면서 환자를 치료하는 방법을 찾을 수 있었습니다. 더군다나 부비동안에는 자침을 할 수 없었지만, 화타도자를 붙이는 것만으로도 부비동 부근의 압통점이 없어지며 축농증 증상이 개선될 수 있었습니다.

# 2. 알레르기 비염

## 1) 정 의

　　알레르기 비염은 비점막에서 비만세포 표면의 IgE와 항원의 결합으로 화학적 매개물질이 유리되어 일어나는 알레르기 질환입니다. 알레르기 비염은 증상 발현 시기에 따라 계절성과 통년성으로 나뉘며, 3대 주 증상은 맑은 콧물, 재채기, 코막힘이며, 이 중 2가지 이상의 증상을 갖고 있는 경우 알레르기 비염을 의심할 수 있습니다. 그 외에도 부증상으로는 눈과 코의 소양감, 후각 감퇴, 두통, 청력 장애 등의 증상이 나타납니다.

## 2) 진단 및 평가

알레르기 비염의 진단은 병력 청취, 진찰 소견, 임상 검사 등을 통해 이뤄집니다.

특징적인 임상 증상 및 병력, 비강 검진 등을 통해 의심할 수 있으며, 피부반응검사 혹은 혈청 특이 IgE 항체검사를 이용하여 확진할 수 있습니다. 임상적으로 맑은 콧물, 재채기, 코의 소양감, 코막힘 등의 증상이 있으면서 비강 검진에서 맑은 콧물과 창백하게 부어있는 하비갑개 소견이 관찰되면 알레르기 비염으로 의심할 수 있습니다.

또한 환자에게 손바닥으로 코를 밀어 올리는 행동(allergic salute), 콧잔등의 주름(transverse nasal crease), 눈 밑의 보랏빛 착색(allergic shiner), 눈 밑에 여러 겹의 주름(Dennie's line)과 같은 특징적인 모습이 자주 나타납니다. 알레르기 비염은 원인 항원의 종류에 따라 집먼지진드기, 곰팡이, 동물 항원 등에 의해 연중 증상이 지속적으로 발생하는 통년성(perennial)과 꽃가루 등에 의해 특정 계절에 증상이 악화되는 계절성(seasonal)으로 분류됩니다.

(1) 감별 진단

알레르기 비염 외에도 유사 증상이 나타나는 질환은 혈관 운동성 비염, 약물성 비염, 호산구 증가성 비알레르기 비염, 위축성 비염, 음식 유발성 비염 등이 있습니다.

① 혈관 운동성 비염

특별한 면역학적, 구조적, 감염성, 호르몬성, 약물성 등의 원인이 없이 맑은 콧물, 코막힘, 재채기, 후비루 등이 만성적으로 나타나는 질환으로, 기후 변화, 오염, 강한 냄새, 향수 등과 같은 환경적 요인에 의해 유발됩니다.

② 약물성 비염

국소 충혈완화제(코막힘 완화제)의 남용에 의해 반작용성 비폐색(rebound nasal obstruction)이 나타납니다.

③ 호산구 증가성 비알레르기 비염

수양성 비루, 재채기, 소양증, 비폐색, 간헐적 후각 저하 등의 증상이 나타나며, 비즙 도말 검사(nasal smear)상 호산구 증가가 있으면서 피부 반응 검사가

음성이거나 혈청의 알레르기 항원 특이 항체가 증명
되지 않는 경우에 해당됩니다.

④ 위축성 비염

비강 내 점막의 위축과 가피의 과도한 형성이 특징
인 질환이며, 악취를 동반하여 취비증(臭鼻症)이라
고도 합니다. 비폐색, 비출혈, 후각 감퇴 등이 동반
됩니다. 비갑개 조직을 과도하게 절제하거나 점막 생
성이 잘 이루어지지 않는 것 등이 원인입니다.

⑤ 음식 유발성 비염

음식을 섭취한 직후 맑은 콧물이 발생하며 뜨겁거나
매운 음식을 먹은 경우에 특히 발생합니다. 재채기, 소
양증, 비폐색 등의 증상은 잘 동반되지 않습니다.

## 3) 온열침치료법

코 주변 조직물들을 침 자극과 동시에 온열 자극으로 치료합
니다.

## (1) nasal turbinate(concha) 치료법

상비갑개, 중비갑개, 하비갑개에 대한 직접적인 자극과 사혈이 상당히 중요한 역할을 하고 있습니다. 기존의 치료법 중 석호침법의 내영향혈을 통해서 코 외부의 콧망을 뚫고 접근하는 방법과 콧구멍 안으로 들어가서 직접 접근해서 하비갑개, 중비갑개 등을 사혈하는 방법이 자주 쓰입니다.

화타 153을 사용하는 경우 유침을 해야 하기 때문에 콧망울 외부에서 접근하는 방법을 사용하고 있습니다. 출혈이 있지만, 코를 푸는 과정에서 대부분 멈추며, 비갑개의 부종이 줄어들면서 출혈량도 줄어듭니다.

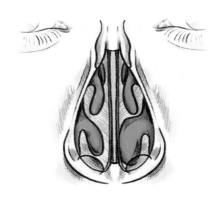

Nasal turbinate의 모식도: 우측의 부어있는 하비갑개

(2) Spheopalatine ganglion 치료법

Sphenopalatine ganglion(SPG)은 pterygopalatine fossa 내에 위치한 두개외부교감 신경절입니다. Facial nerve의 분지인 greater petrosal nerve에 지배받으며, Lacrimal gland와 nasal mucosa로 연결됩니다. 코 점막, 특히 conchae의 정맥총으로 가는 혈액의 흐름은 pterygopalatine ganglion에 의해 조절되어 코의 공기를 가열하거나 냉각시킵니다. 따라서 눈과 코 등 안면부의 여러 증상에 응용이 가능한 혈 자리입니다.

SPG 접근법은
① 비강으로 통해서 Sphenopalatine foramen을 내측으로 접근하는 방법이 있고,
② 두부의 측면 Zygomatic process 하방을 지나 mandible의 coronoid process 주변을 지나서 pterygopalatine fossa로 접근하는 방법이 있습니다. 전자는 비내시경을 이용해야 접근이 가능하며, 후자는 초음파로 정밀하게 접근할 수도 있지만 숙달될 경우 블라인드로 접근이 더 쉬운 편입니다.

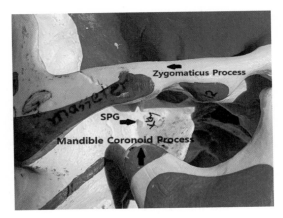

SPG의 자침 경로

· 골격 모형, 노란색 별이 SPG 위치입니다.

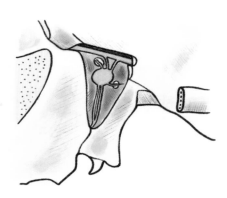

SPG의 자침 경로와 해부도

· 이해를 돕기 위해 pterygopalatine fossa를 일부러

크게 그림

(3) 부비동 치료 sinus approach

부비동은 maxillary, frontal, sphenoid, ethomoid sinus
가 있으며, 차갑고 건조한 공기를 데워주는 역할을 합니다.
부비동은 비염 치료에서 중요한 부위입니다. 만성 비염인
경우 평소에는 큰 문제 없이 지내다가, 코감기 등에 걸린
후 점막의 면역력이 악화된 경우 갑자기 부비동염으로 급
격히 진행하는 경우가 많습니다. 그래서 비염 증상이 평
소에 전혀 없는 사람도 눈썹 주위의 Frontal sinus 주위
나 앞쪽 광대뼈 주위의 Maxillary sinus 주변을 압진하
여 통증이 있는 사람이라면 후에 코감기 증상이 생겼을
경우 부비동염으로 진행할 가능성이 큽니다.

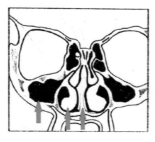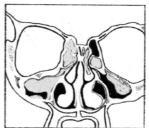

부비동의 해부모식도

· 정상(좌측): 빨간색 화살표 좌측부터 상악동, 하비갑개, 비중격
· 만성 부비동염(우측): 노란색이 염증 부위

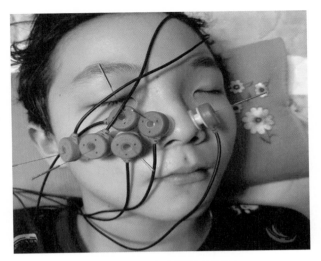

화타 153 부비동과 내영향혈 자침 모습

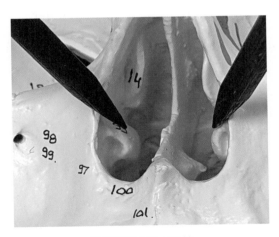

하비갑개의 치료 사진 (1)

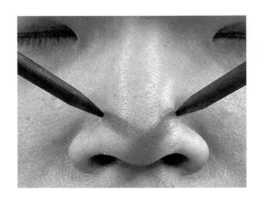

하비갑개의 치료 시 자침 방향 사진 (2)

(4) 처 방

알레르기성 비염에 한약 처방은 다음과 같습니다.

① 소청룡탕: 체력 중등도의 사람에서 호흡기 증상(쌕쌕 기침, 호흡 곤란 등)과 비염 증상을 호소하는 경우에 사용합니다. 포말성 객담, 수성 콧물, 재채기, 코 막힘 등을 동반합니다.

② 영감강미신하인탕: 소청룡탕과 사용 목적은 비슷하지만 상대적으로 체력이 저하되고 천명, 부종, 위장 허약, 안색 불량, 사지 냉감, 피로감 등을 동반합니다.

③ 마행감석탕: 소청룡탕과 호흡기 증상은 비슷하지만 비교적 체력이 있고 현저한 기침 자연 발한, 구갈 등을 수반하는 경우에 좋습니다.

④ 맥문동탕: 호흡기 증상은 소청룡탕과 비슷하지만 콧물, 코 막힘 아니라 기침이 심해 인후가 아프고 가래가 멈추지 않는 경우에 좋습니다.

⑤ 마황탕: 체력이 충실하고 천명, 기침, 코 막힘 등은 소청룡탕과 공통증상이지만, 수양성 객담·콧물은 없으며, 발열, 오한, 요통, 사지 관절통, 근육통 등을 동반하는 경우에 좋습니다.

알레르기 비염 관리에 있어서 한약 처방과 침 치료 외에도 증상과 관련된 알레르겐(곰팡이, 꽃가루, 흡연, 집먼지진드기, 곤충 항원, 동물 항원 등)을 회피하는 것이 중요합니다.

꽃가루 알레르기의 경우 문, 창문을 닫고 야외활동을 제한하며, 야외 활동 후 샤워하는 등을 통해 꽃가루 노출을 줄일 수 있습니다. 살균제 사용, 가습기 청소 주의, 제습기 사용을 통해 실내의 곰팡이를 줄이고, 집먼지진드기 차단을 위해 매트리스, 베개, 침대 등에 알레르겐 방어 용품을 씌우고 청소와 빨래를 자주 하며, 실내 습도를 50% 이하로 낮추는 것이 좋습니다. 임신 중이거나 모유 수유 중인 여성에게 아이의 알레르기 진행을 방지하기 위하여 항원 회피 식단을 섭취하는 것이 좋습니다.

역류성 식도염으로 고생하던 30대 전문직 여성

　　30대 전문직 여성으로 날카로운 인상, 마른 체형이었습니다. 역류성 식도염으로 인한 속 쓰림, 위장 창만 등이 매우 심한 상태였습니다. 이미 PPI 등을 오래 복용한 결과로 소화는 거의 되지 않는 상태이며, 한의학에 대해서도 별다른 신뢰 없이 찾아온 느낌이 역력했습니다.

　복진상 거궐혈, 상완, 중완, 하완 등이 매우 굳어있었습니다. 오랜 상담이 크게 의미가 없을 것 같아 복진에서 나타난 경결점 부위를 직접 눌러서 확인시켜준 이후 화타침 치료를 시행했습니다. 침 밑에 솜을 깔아서 온도를 최대로 높이고 침 치료를 하고 다른 곳에서 침을 놓고 있는데, 침을 놓고 4분 후 정도였을까 끄억끄억 트림을 한다고 창피해하는 소리가 들렸습니다. (이는 보통 횡격막 긴장이 풀리면 식도와 위장관 압박이 줄어 운동성이 회복되어 자주 발생합니다.)

　PPI는 위산을 억제시키는 것으로 보통 마른 체형의 여성들은 위산이 과다한 게 아니라 저하된 상태가 많아 몸이 더 나빠지기도 합니다.

그 환자는 오랜 PPI 복용으로 프로락틴혈증도 걱정하는 중이었는데, 화타침 치료를 받고 바로 좋아져서 한약도 복용해 보겠다 하여 3개월간 치료 후 좋은 결과를 얻었고, 소개 환자도 많이 보내줬던 케이스가 있습니다.

# 3. 기능성 소화불량

## 1) 정 의

소화불량은 소화성 궤양, 위 장관 악성종양, 위식도역류 질환 또는 췌담도 질환과 같은 구조적 생화학적 이상을 가진 기질적 소화불량과 이러한 기질적 이상 없이 만성적 복부 증상만을 가진 기능적 소화불량으로 구별됩니다. 즉, 기능성 소화불량은 인과관계가 뚜렷한 기질적 질환이 없으면서 만성적이며, 반복적인 위장관 증상이 상부 위장관에 주로 발생하는 증상군입니다. 기능성 소화불량은 상복부 팽만감, 조기 포만감, 구역, 트림 및 명치 밑 통증이

나 속 쓰림 등의 상복부에 일어나는 다양한 증상들이 특징적입니다.

기능성 소화불량은 2019년 다빈도 질병 질병별 환자 수 (한방, 외래 기준) 통계에서 상위 8위, 요양급여비용총액(한방, 외래 기준) 통계에서 상위 9위를 차지하여 상위 1~10위에 해당하는 질환 중에서 근육·관절 질환을 제외한 유일한 내과 계통 질환입니다. 따라서 한의원에서 잘 치료하는 것이 매우 중요합니다.


## 2) 진단 및 평가

기능성 소화불량 진단은 관련 검사를 통하여 기질적인 질환을 배제하고 증상에 입각하여 설명되지 않는 위장관 증상들이 있을 때 진단이 가능합니다.

기능성 소화불량의 진단 기준은 첫째, 불쾌한 식후 포만감, 조기 만복감, 상·복부 통증, 상·복부 속 쓰림 중 한 가지 이상의 증상을 가지고 있고, 이러한 증상이 적어도 6개월 전에 발생하여 3개월 이상 지속되며, 둘째, 자세한 병력 청취와 진찰 및 검사상 증상을 설명할 만한 기질적인 질환이 없어야 한다는 조건을 가지고 있습니다. 기준에 따르면 기능성 소화불량은 크게 식후 불편감 증후군(Postprandial Distress Syndrome, PDS)과 상·복부 통증 증후군(Epigastric Pain Syndrome, EPS)의 아형(subtype)으로 나뉘며, 이 두 아형은 두 가지 유형의 증상이 한쪽으로 치우치지 않고 혼재되어 있는 경우가 많습니다.

기능성 소화불량으로 진단하기 위해서는 구조적 혹은 생화학적 이상 소견을 배제하기 위한 다양한 검사를 실시합니다. 일반 혈액검사나 생화학적 혈액검사, H. pylori 감염검사, 상부위장관 조영술이나 상부위장관 내시경검사, 치료 약제에 대한 반응 등으로 기질적 질환의 유무를 판단할 수 있습니다. 증상만으로 기질적 소화불량증을 감별하기 어렵지만, 자세한 문진은 위식도 역류 질환 및 진통소염제와 연관된 위장관 질환을 감별하고, 상부 위장관 증상인지, 경고 증상(alarm symptom)이 있는지를 알기 위해 중요합니다.

## 3) 화침 치료법

(1) 위장 fundus & antrum 치료법

기능성 소화불량에는 위장관 운동성 개선을 위해 위장의 Fundus, Body, Antrum 중 Fundus는 위치가 Diaphragm 뒤쪽 깊이 위치하여 Body나 Antrum을 목표로 자침하는 것이 가장 유효합니다. 하지만 자침 시간이 위에서 가리는 경우가 많으므로 조심해야 합니다. 실질적인 중완의 위치보다 1~2cm 좌측으로 이동해서 자침하는 것이 좋습니다. 특히 환자가 앉고 눕는 자세에 따라 위장의 변화가 있음을 인지하는 것이 좋습니다. 종종 보이는 위하수 환자들의 경우는 위가 상당히 밑에까지 쳐져있는 경우도 있습니다.

초음파 접근 시에는 Sagittal position으로 접근해서 Left lobe of the liver 아래에서 찾으며 자침기 접근하는 구조물을 보면 Skin → Subcutaneous tissue(Camper's fascia, Scarpa's fascia etc) → Linea alba or Rectus abdominos muscle → Parietal peritoneum → Pyloric Antrum으로 나타납니다.

우리가 자침하려고 하는 위장의 위치는 십이지장으로 넘어가는 부분인 위장의 유문부(Pylorus Antrum)입니다. Antrum 뒤쪽의 Pancreas, Aorta, Inferior vena cava를 주의합니다.

자침 시 밀어주는 느낌으로 자극하면 되며, 주의할 점은 억지로 밀어 넣으면 안 된다는 점과 천천히 좌우 염전을 하면서 1초에 1mm씩 진입하는 느낌으로 들어가는 것이 좋습니다. 환자의 상태를 보며 자입하고 굳이 무리해서 깊이 넣으려고 하지 않는 것이 좋습니다. 복막을 뚫고 자극하려는 경우에는 베타딘 소독 후 자침을 시행합니다.

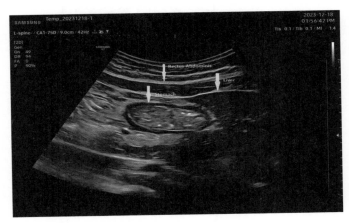

위장관 초음파 스캔

노란색 화살표 좌측부터 위장, 복직근, 간 위장은 간으로 가리는 경우가 많아서 간실질을 찌르지 않게 조심하게 접근해야 합니다.

블라인드로 중완을 자침하다가 Abdominal Aorta Aneurysm을 건드려 문제가 되었다는 전설 같은 이야기도 충분히 가능함을 알 수 있습니다. 가운데 동그란 부분이 stomach antrum이고, 그 아래로 pancreas, inferior vena cava, aorta가 위치하여 초음파로 확인하면서 위장 자침 시 위험은 거의 없어진다고 볼 수 있습니다.

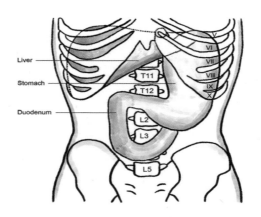

위하수의 경우 위장이 밑으로 내려옴

## (2) 천복상혈, 인복상혈, 지복상혈 치료법

기능성 소화불량과 상부 소화관 질환에 다용하는 상·복부 혈 자리는 신궐, 수분, 하완, 건리, 중완, 상완, 거궐, 구미혈로 이어지는데, 위 혈 자리들을 따로 구분하여 운용하지 않고 석호 침법에서 사용하는 검상돌기부터 신궐혈 위 1cm까지를 3등분 해서 위로부터 천복상혈, 인복상혈, 지복상혈의 3혈 자리로 정리하여 접근하는 것이 임상에서 가장 효율적입니다.

상부 소화관 전체와 부교감신경조율을 통한 신경계 질환을 목표로 한다면 모두 사용하는 것이 좋고, 한 개만 사용한다면 인복상혈 한 자리만으로도 강력한 효과가 있습니다. 초음파를 사용하여 보는 경우 일반적으로 Stomach Antrum 부위가 인복상혈에서 좌측으로 1~2cm 옆에 위치합니다.

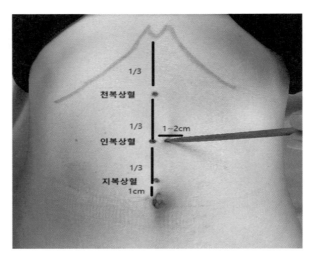

석호침 혈 자리 천복상, 인복상, 지복상혈의 혈위

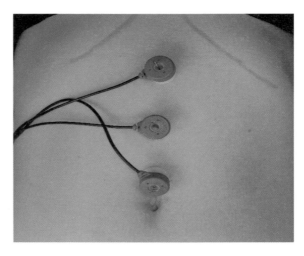

천복상, 인복상, 지복상혈의 화타침 치료

(3) 자율신경 흉추 치료

흉추 Thoracic splanchnic nerve인 Greater splanch
nic(T5–T9), lesser splanchnic(T9–T12)가 foregut
midgut의 장신경을 조절합니다. 각 흉추에서 나오는
신경에 대한 구체적인 접근법을 찾기가 어려운 경우 압
진하여 통증 부위를 위주로 자침하거나 교정을 시행하
면 효과적입니다.

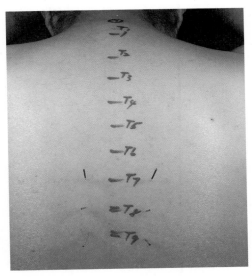

소화불량 자율신경 흉추 치료 혈위

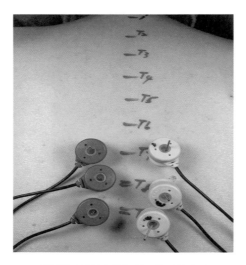

소화불량 자율신경 흉추 치료 혈위 화타 치료

(4) 처 방

기능성 소화불량의 경우 다음과 같은 처방을 사용합니다.

① 반하사심탕: 명치를 촉진 시 굳고 그득하며, 구역질, 구
토, 식욕 부진, 장명음이 있으며 연변 또는 설사 경향이
있는 경우에 효과적입니다. 일반적으로 체력 중등도 사
람의 상·복부의 팽만감, 저항, 압통을 목표로 처방합니
다. 식욕 부진, 구토, 속 쓰림, 설사, 불안·불면증 등의
정신 신경 증상을 수반하는 경우에 사용합니다.

② 황련해독탕: 비교적 체력이 있는 사람에서 붉은 얼굴, 상열감, 불안·불면증 등의 정신 신경 증상이 있는 경우에 좋습니다.

③ 육군자탕: 식욕 부진이나 구역질은 비슷하지만 체력이 저하되고, 위장 허약, 수족냉증, 전신 피로감과 심외부에서 진수음이 있는 경우에 좋습니다.

④ 인삼탕: 식욕 부진과 설사, 복진에서 심하비과 반하사심탕증과 비슷하지만 체력이 저하되고, 상·복부 통증, 수족냉증, 전신 권태감 등을 수반하는 경우에 좋습니다.

⑤ 복령음: 체력 중등도 또는 약간 저하된 사람에서 위내 수분 정체가 있어서, 위부 팽만감, 심와부진수음, 속 쓰림, 구역질 등이 있는 경우에 좋습니다.

⑥ 안중산: 소화기 증상은 복령음과 비슷하지만 가슴이 쓰리고, 위통이나 복통을 호소하는 경우에 좋습니다.

기능성 소화불량은 한약과 침 치료 외에도 생활습관 관리가 중요합니다. 탄산음료, 매운 음식, 고지방식을 피하는 것이 좋으며, 경험적으로 평소 증상을 유발하거나 악화시키는 음식을 피하고, 과음과 흡연을 삼가는 것이 기능성 소화불량 관리에 큰 도움이 됩니다. 수면장애가 기능성 소화불량의 증상을 유발할 수 있으므로, 수면장애에 대한 치료가 증상을 개선할 수 있습니다.

다음과 같은 식습관을 지키면 좋습니다.

① 본인이 섭취하였을 때 증상을 유발하는 음식은 피합니다.

② 과식이나 빨리 먹는 습관, 불규칙한 식사 등 나쁜 식사 습관은 소화불량 증상을 악화시킵니다.

③ 지방이 많은 음식(기름진 음식)을 피합니다.

④ 콩이나 양파 등은 소화불량 증상을 악화시킬 수도 있으며 탄산음료, 초콜릿 등은 피합니다.

⑤ 유제품(우유, 치즈, 요구르트 등)은 일부 환자에서 소화불량 증상을 악화시킬 수 있습니다.

⑥ 밀가루 음식보다는 쌀로 만든 음식을 섭취합니다.

⑦ 커피보다는 차를 마십니다.

12개월간 무월경이었던 환자의 화타침 치험례

26세 여성 환자로 마른 체형의 환자였습니다. 12개월간 무월경으로 고생하고 있었으며, 여러 병원을 전전했어도 원인이 밝혀지지 않았습니다. 무월경 외에도 이와 더불어 오심 구토, 두통, 어지럼증 다양한 증상이 있었습니다. 골반 체크를 통해 골반과 천골 변위로 인해 천골에서 나오는 골반으로 들어가는 부교감신경 전달이 문제가 생겼다고 보고 화타 치료를 시행하였습니다.

치료를 자주 오게 하여 하루는 후면에 골반 변위를 잡기 위해 골반과 천골 주변 인대부의 치료 그리고 sacral foramen에 대한 치료를 시행했고, 앞쪽 면을 치료할 때는 복부 혈위인 수도, 귀래, 기문, 일월, 거궐혈 등을 화타 153으로 치료했습니다.

1회차를 치료한 이후, 뻣뻣했던 골반이 풀려서 양반다리가 잘되고 앉는 게 편해졌으며, 8회차가 넘어가자 생리가 다시 나오기 시작했습니다. 이후 꾸준하게 앞뒤를 번갈아 치료하여 좋아졌습니다. 20회 정도에 치료를 종료했으며, 생리 외에도 오심 구토, 두통, 어지럼증 등 다양한 증상이 좋아져서 생명의 은인이라고 많은 감사 인사를 받았던 기억이 있습니다. 이는 골반 변위로 인한 SCF 흐름의 저하로 인한 두통, 어지럼증이 같이 좋아진 것이 아닌가 생각합니다.

# 4. 월경통

## 1) 정 의

　　원발성 월경통은 전 세계적으로 가임기 여성의 약 50~90%에서 발생하는 흔한 증상으로, 대개 젊은 여성이 원발성 월경통이 있을 확률이 높으며 연령이 증가할수록 유병률은 감소합니다. 원발성 월경통은 특별한 원인 질환 없이 생기는 반면 속발성 월경통은 특정한 골반 내 병소에 의한 월경통을 의미합니다. 원발성 월경통은 일반적으로 배란 주기가 확립되는 초경 1~2년 이내에 나타나고, 속발성 월경통은 초경 이후에 해가 지나면서 나타나게 되고 무배란 주기와 함께 나타날 수 있습니다. 원발성 월경통은 보통 월경의 시작과 동시에 혹은 수 시간 전에 시작하여 2~3일 동안 지속됩니다. 통증은 분만진통과 비슷하게 주로 치골 상부의 경련통으로 나타나며 요통, 대퇴부 연관통, 오심, 구토, 설사 등의 증상이 동반되기도 합니다.

월경통의 발생은 자궁 수축에 의하여 야기되는 것인데, 자궁이 수축하는 동안에 자궁 내에 높은 압력이 발생하고 이로 인하여 자궁 내의 혈류량이 감소하여 자궁에 허혈성 통증이 야기되어 발생하는 것으로 알려져 있습니다.

월경통을 가진 청소년기 여자들의 자궁내막과 월경혈에서 높은 농도의 PGF2a와 PGE2가 발견되었고, 또한 원발성 월경통이 있는 여성에서 PGF2a/PGE2의 비율이 상승된 것이 관찰되었으며, 자궁 내에 PGF2a를 투여하면 자궁 수축과 월경통과 같은 수축이 야기되고 항 프로스타글란딘(anti-prostaglandin)을 투여하면 월경통이 있는 여성의 약 80%에서 통증이 경감되었습니다.

이와 같은 근거는 원발성 월경통의 원인이 증가된 자궁내막의 프로스타글란딘(prostaglandin)의 작용임을 뒷받침합니다. 또한 바소프레신(vasopressin)도 자궁 및 혈관 수축을 야기하여 통증의 원인이 되는 것으로 밝혀져 있는데, 원발성 월경통을 가지고 있는 여성에게서 월경 중 바소프레신(vasopressin)의 혈장 내 상승이 보고되어 있고, 바소프레신(vasopressin) 주입 시 자궁 수축 및 월경통이 유발되었다는 연구 결과로 미루어 프로스타글란딘(prostaglandin)과 같이 바소프레신(vasopressin)도 원발성 월경통의 원인으로 생각되고 있습니다.

## 2) 진단 및 평가

월경통은 기본적으로 환자에게 증상이 나타날 때, 특히 월경을 전후하여 신체검진과 증상을 통해 진단합니다.

### (1) 통증 강도 평가
월경통의 강도 측정에 시각적 상사척도(Visualized analogue scale, VAS)나 숫자 통증 척도(Numeric rating scale, NRS), 다면적 구두 평가 척도(Multidimensional verbal rating scale, MVRS) 등을 활용합니다.

(2) 동반 증후 평가

월경통은 요통, 복부 팽만감, 구역, 두통, 피로감을 흔히 동반합니다. 원발성 월경통에서는 앞쪽 대퇴부의 방사통, 오심, 구토, 설사 등이 잦으며, 반면 속발성 월경통에서는 원인 질환에 따라 월경 과다, 부정출혈, 발열, 성교통 등이 동반되기도 합니다.

① 감별 진단

원발성 월경통으로 진단하기 위해서는 골반의 병변을 우선적으로 배제하여야 하고, 통증의 양상이 주기적인지 확인하는 것이 필수적입니다. 감별 진단에는 병력 청취도 도움이 됩니다. 기저질환이 없는 원발성 월경통의 경우 초경으로부터 1~2년 이내에 발생하며 대개 72시간 이내로 지속되는 특성을 가지는 반면 속발성 월경통은 초경으로부터 수년 후 갑자기 발생하며 통증 지속 시간이 원발성 월경통에 비해 평균적으로 긴 특성이 있습니다.

| | 원발성 월경통 | 속발성 월경통 |
|---|---|---|
| 정 의 | 기저질환이 없다. | 기저질환이 있다. |
| 발 병 | 초경 1~2년 이내 | 초경 수년 이후 |
| 배 란 | 배란과 동반 | 무배란 주기 동반할 수 있다. |
| 통증 시작 시기 | 월경 시작 혹은 시작 직후 | 월경 시작 1~2주 전부터 |
| 통증 지속시간 | 2~3일 지속 | 월경 후 수일간 지속 |
| NSAID | 통증 경감됨 | 통증 경감 적음 |
| 부증상 | 오심 구토, 소화불량 요통, 두통 | 부정출혈, 월경 과다, 발열 등 |

## 3) 온열침 치료법

복부는 따뜻하게 온열 자극할수록 좋은 결과가 많습니다.

### (1) 귀래혈 수도혈 접근법

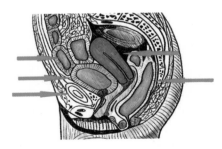

하복부 Mid-sagittal Sectioin

빨간색 화살표 좌측 위에서부터 소장, 방광, 치골 결합부, 우측 위에서부터 자궁, 대장

사진처럼 자궁은 'ㄱ' 자의 꺾인 형태로 방광을 뒤에서 반 정도 싸고 있습니다. 곡골에서 수직으로 들어가거나 Pubic symphysis 아래로 진입할 때 방광을 자극할 수 있습니다. 성인 여성의 방광 사이즈가 평균 길이 13cm, 폭 8cm 정도이며, 해부학적 개인차와 위치를 고려할 때 양측 3cm까지는 치료를 위해 사용할 수 있는 포인트입니다. 곡골을 자침하면 방광을 직접 자극해서 다양한 소변 증상을 치료할 수 있지만, 여기서는 곡골보다는 상방으로 자궁 부위에 최대한 근접에서 자침하도록 합니다. 석호침에서는 위에서부터 천복하, 인복하, 지복하혈을 임맥 라인에서 잡습니다.

자궁의 경우 평균 길이 7.5cm, 폭 5cm 정도이며, 개인차와 해부학적 변이 등을 고려하더라도 대부분 방광 뒤에 위치합니다. 그래서 자극을 위한 접근은 방광의 윗선이 끝나는 쪽에서 자침합니다. 또한 난소 부분의

자극을 위해서 주변 ligament 자극을 위해 중극, 관원에서 3~4cm 떨어진 귀래혈 수도혈을 목표로 자침합니다.

Skin → Subcutaneous tissue(Camper's fascia, Scarpa's fascia etc) → Linea alba or Rectus abdominos muscle → Parietal peritoneum → Small intestine → Uterus or Ovary ligament

석호침 관점에서는 배꼽과 곡골혈을 3등분 해서 배꼽혈(신궐)을 제외하고 천복하혈, 인복하혈, 지복하혈을 잡고, 천복하혈 양측 3cm로 천복하용혈, 천복하호혈을 취합니다. 염전하면서 7cm까지 자입하여 사용합니다.

정경침 관점에서는 곡골 중극 관원 석문 음교 신궐의 임맥 라인을 5등분하고, 곡골등은 주로 방광염이나 소변 빈삭, 야간뇨, 요실금 등에 사용하며, 생리통에는 그 위의 중극 관원과 중극에서 약 3~4cm 떨어진 귀래혈(ST29), 관원에서 3~4cm 정도 떨어진 수도혈(ST28) 부근을 자침하여 화타 153의 온열 자극을 하면 됩니다. 깊이는 천천히 염전하면서 들어간다는 전제하에 4cm~7cm 자입합니다.

자침 시 밀어주는 느낌으로 자극합니다. 주의할 점은 억지로 밀어 넣으면 안 된다는 점과 천천히 좌우 염전을 하면서 1초에 1mm씩 진입하는 느낌으로 들어갑니다. 환자의 상태를 보며 자입하고 굳이 무리해서 깊이 넣으려고 하지 않습니다. 복막을 뚫으려는 경우 베타딘 소독 후 시행합니다.

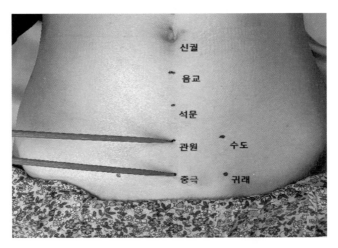

복부의 자침 혈 자리, 인체 (1)- 관원혈과 중극혈

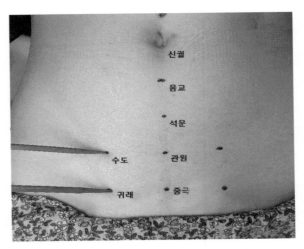

복부의 자침 혈 자리, 인체 (2)- 수도혈과 귀래혈

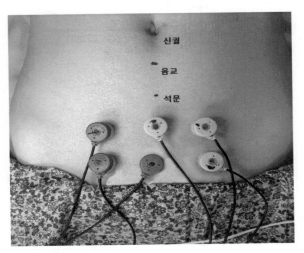

생리통 하복부 화타자침- 포침하여 사용하면 더욱 효과가 좋음

(2) 팔료혈 sacral foramen 치료법

팔료혈은 천골 위의 8개 혈 자리를 묶어서 부르는 용어로 상료, 차료, 중료, 하료가 양편으로 나란히 위치합니다. 천골의 정중앙선 옆을 따라 눌러보면 있는 것이 팔료혈입니다. 천골신경이 지나가는 팔료혈 중 상료혈, 차료혈이 생리통과 월경 불순에 쓰이며 정확한 위치 선정이 어려운 경우 초음파로 Sacral foramen을 확인 후 자침하여 화타 153 자극을 가하면 효과가 좋습니다.

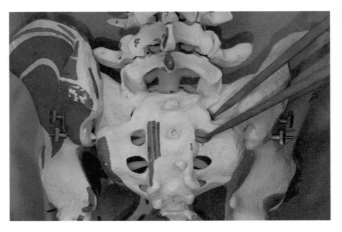

생리통 상료&차료혈 자침도

블라인드로 자침 시 의외로 정확한 foramen으로의 자입이 어렵습니다.

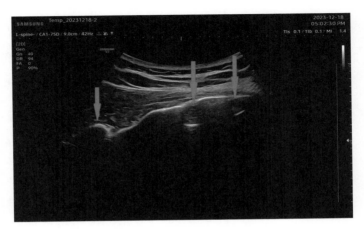

초음파로 접근하는 Sacral foramen

좌측 빨간색 화살표부터 5th Lumbar vertebrae Inferior articular process → Sacral foramen 1 → Sacral foramen 2

## 4) 처 방

생리통에는 다음과 같은 처방을 사용합니다.

① 당귀작약산: 비교적 체력이 저하된 성인 여성에 빈

번히 사용됩니다. 피부가 희고 빈혈 경향, 월경 주기
에 따라 생리통, 요통, 생리 전 피로, 부종 등이 나타
나는 경우에 사용합니다. 전신 권태감, 손발의 냉증,
두통, 현기증, 이명, 어깨 결림, 심계항진 등이 부증
상으로 나타나는 경우가 많으며, 무월경, 과다 월경,
월경 불순, 월경 곤란 등의 생리 이상이 나타나는 경
우에 효과가 좋습니다.

② 계지복령환: 증상은 당귀작약산과 비슷하며, 비교
적 체력이 있고 혈색이 좋은 사람에게 사용합니다.
하복부에 압통, 제하부의 압통이 현저하게 나타납
니다.

③ 가미소요산: 불안·불면증 등의 신경 증상이 강하고
증상이 왔다 갔다 하는 경우, 복진에서 흉협고만이
나타나는 사람에게 효과적입니다.

④ 당귀사역가오수유생강탕: 냉 자극에 의해 악화하는
생리통, 하복부 통증, 요통 등 각종 통증이 나타나는
사람에게 효과적입니다.

⑤ 온경탕: 비교적 체력이 저하된 생리통, 냉증 환자에
게 심와부 진수음은 없으나 손바닥이나 입술의 각

화, 피부 점막의 건조, 손바닥과 발 홍조를 동반하는
경우에 처방합니다.

이외에도 월경통에는 다음과 같은 생활 관리도 중요합
니다.

① 온열요법: 하복부에 온열요법을 적용한 경우 월경통
   완화에 효과적입니다. 온열요법은 이부프로펜이나 아
   세트아미노펜보다 효과적이었으며, 경구 양약 약물
   투여에 비해 부작용이 없습니다.
② 운동: 운동 시 월경통의 유병률 감소 혹은 증상의
   호전이 많습니다. 또한 운동 자체가 가지는 다양한
   건강상의 이점이 있기 때문에 운동은 월경통 개선에
   효과적입니다.
③ 식이요법: 다양한 식이요법과 비타민이 중증도의 월
   경통을 감소시킵니다. 염증을 유발하는 식단인 밀가
   루, 튀긴 음식, 단순 당 위주의 섭취를 피하는 것이
   좋습니다.

우측 엄지와 검지 중지의 청색증과 냉증을 호소한 60대 여성 환자

　　　　　보통의 수족냉증 환자분들은 손가락이나 발가락이 전체적인 냉증 증상을 보이는데, 이 분은 특이하게 매일 아침 찬 기운이 노출되면 사진처럼 우측 검지와 중지가 청색으로 변하면서 시린 증상을 호소하시는 환자분이었습니다. 본원에 오전에 내원했을 때도 청색의 기운이 만연하였고 시림 증상을 호소하셨습니다. 일단 수족냉증에 일반적으로 자침 하는 수배부 지간근을 자침하고, 추가로 요골신경라인을 따라서 함께 자침 후 화타 153의 도자를 부착하였습니다. 이 환자는 당귀사역탕을 처방하고, 매일 내원하여 화타 153 자기장 온열치료를 받게 하였는데, 한약이 도착하기도 전에 3번 치료를 받고 증상의 80% 이상이 없어지고 청색증도 사라졌습니다.

항암치료 진행하면서 발이 시려서 새벽마다 잠을 깬다는 60대 남성 환자

　　항암치료를 받으시는 분들은 많은 분이 말초순 환장애로 고생하십니다. 이 환자분은 항암치료 도중 새벽마다 발이 너무 시려서 잠을 깨는 증상을 가지고 계셨습니다. 항암치료의 여러 부작용 중 말초순환장애로 인해서 발생하는 증상인 손발 저림과 냉온 통증 감각 이상을 개선시키는 방법이 따로 있지 않은 상황에서 화타 153 자기장 온열치료기를 이용하여 증상을 개선하는 것은 상당히 고무적인 일이었습니다.

# 5. 수족냉증

## 1) 정 의

　　수족냉증이란 손발이나 몸의 다른 부분이 일반 사람들이 차갑다고 느끼지 않는 온도 범위에서 본인만 차다고 느끼거나 혹은 실제로 만져서 찬 경우를 모두 이야기합니다. 특히 수족냉증은 여성들에게 흔한 질병으로, 두통, 우울감 등도 동반하는 경우가 많습니다. 수족냉증은 백인들에게는 잘 없는 증상으로, 아시아인에게 주로 나타나는 경향이 있습니다.

수족냉증은 여성에게 특히 자주 나타나면서, 두통, 우울한 기분, 피로 등의 증상을 병발하며 삶의 질을 저하하는 주요 원인입니다.

수족냉증은 한랭이나 심리적 변화에 의해 손가락이나 발가락 혈관의 연축으로 허혈이 유발되고 피부 색조가 창백 청색 등의 변화를 보이면서 통증, 손발 저림 등의 감각 변화가 동반되는 현상을 말하며 레이노증후군(Raunaud's phenomenon)이 대표적입니다.

그 외에도 수족냉증은 위장 질환, 자율신경실조증, 저혈압, 말초혈관 질환, 당뇨병성 신경병증, 항암치료 부작용 등으로 유발되는 경우가 많습니다. 또한 수족냉증은 여성의 비정상적 출산을 3.4배 올리는 것으로 보고되고 있습니다. 수족냉증을 일으키는 메커니즘은 정확히는 밝혀지지 않았습니다. 다만 말초 혈류의 감소와 관계되어있다고 판단되기에 일반적으로 말초순환장애에 쓰이는 토코페롤 니코틴산, 에스테르, 프로스타글란딘 제제의 투여와 생활 지도가 주된 치료 방법이었습니다. 그러나 그 효과는 미미합니다.

한의 진료에서 수족냉증은

첫째, 추위를 느끼지 않을 만한 온도에서 차다고 느끼는
경우

둘째, 추위를 느낄만한 온도에서 주변 사람보다 과도하다
고 차다고 느끼는 경우

셋째, 추운 환경에서 따뜻한 환경으로 이동 중 증상이 쉽
게 회복되지 않는 경우

넷째, 차다는 느낌 이외에 시리거나 저린 증상을 포함할
수 있습니다.

## 2) 진단 및 평가

수족냉증을 진단하는 특별한 방법은 없습니다. 다만 여러
다른 질병에서 동반될 수 있는 증상이기 때문에 다른 질병
이 아닌지 감별을 위한 검사를 시행하는 것이 필요합니다.
손발의 감각 저하, 손의 통증, 피부 색깔의 변화 등을 보이
는 경우 단순한 수족냉증이 아니라 레이노증후군일 가능성
이 있습니다.

손발이 차다는 비슷한 증상 때문에 수족냉증과 레이노 증후군을 혼동하기 쉽습니다. 레이노증후군은 손가락이 추위에 노출되면 손가락이나 발가락 끝이 창백하게 변했다가 '파란색'으로 바뀝니다. 회복 단계에 접어들면 다시 '붉은색'으로 바뀌었다가 원래 피부색으로 돌아옵니다. 레이노증후군은 젊은 20대에서 발병되기도 합니다. 처음에는 한두 개 손가락 끝에 나타나지만, 차츰 양손 전체에 나타나며, 일부에서는 손가락 증상 없이 발가락에서만 증상을 보이기도 합니다.

혈관염, 피부경화증, 동맥경화증 등의 질환에 동반되어 나타나기도 하며, 심한 경우 손가락 끝이 검게 변하는 조직괴사 증상을 보이기도 합니다. 따라서 손이 자주 저리면서 체온과 손발의 온도 차가 2도 이상인 경우, 그리고 그때마다 피부 색깔이 푸른색으로 변하면서 통증이 동반된다면 레이노증후군을 의심해야 보아야 합니다.

그 외 손목을 지나가는 신경이 염증 등으로 인해 압박되어 나타나는 손목터널증후군이나 류마티스 관절염, 갑상선 기능 저하증, 갱년기 증상 등도 수족냉증에서 감별해야 할 질병입니다.

한의원에서는 주로 체열 진단기를 사용하여 검사합니다. 체온과 수족 말단의 온도 차이가 2도 이상 나거나 환자의 불편이 심하면 수족냉증으로 볼 수 있습니다.


## 3) 화침 치료

수족냉증 주 치료 혈 자리는 손바닥뼈(metacarpal) 사이와 중족골(metatarsal) 사이로, 한의학의 팔풍&팔사혈과 유사합니다. 경외기혈인 팔풍&팔사혈의 경우 주로 중풍 환자나 비증(痺症) 환자에게 사용합니다. 또한 석호침에서도 수배혈의 경우에도 중풍 환자에게 사용합니다.

중수골 사이의 dorsal interosseus muscle을 투자하여 자침하여 palmar aponeurosis까지 접근하는 것이 좋습니다. 이 혈 자리는 저자들의 경험 혈 자리로 중풍 환자의 수족냉증을 치료하다가 중풍 아닌 환자들의 수족냉증에도 효과가 좋다는 것을 발견하였습니다.

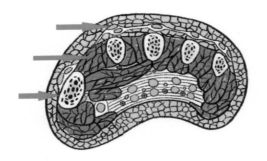

팔풍 팔사혈의 해부도 Hand Axial Section view

위 손등 아래 손바닥, 빨간색 화살표 위에서부터 Extensor
tendon, Dorsal Interosseous muscle, 1st metacarpal bone

자침 시 손등에서 손바닥의 수장건막(palmar aponeurosis)
까지 자침합니다. 손바닥, 발바닥은 많은 신경이 존재하기에
수족냉증의 자극점으로 선호됩니다. 손등에서 침을 좌우로
돌리면서 천천히 자입하여 손바닥에 닿고 침을 돌리면 손바
닥 전체에 전기적 자극이 느껴집니다.

손등 → Dorsal interosseous muscle → Palmar
interosseous muscle → Lumbrical muscle → Palmar
aponeurosis 순서로 천천히 침을 진입시킵니다. 가끔씩 손
등 쪽의 혈관 손상으로 혈종이 생길 수 있습니다. 혈종이 생

길 경우 강하게 압박하면 2~3분 내로 지혈됩니다.

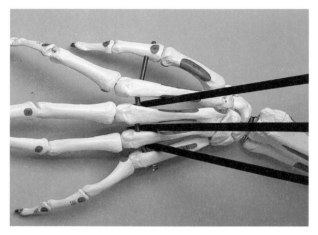

팔풍 팔사혈의 접근법 (1) 골격 모형

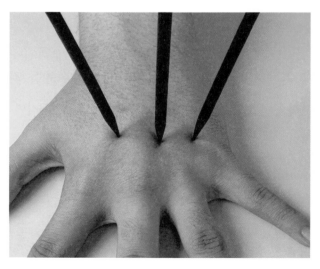

팔풍 팔사혈의 접근법 (2) 인체

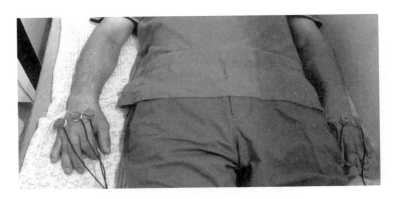

팔풍 팔사혈 실제 화타 치료 사례 (1)

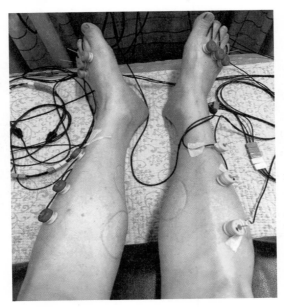

팔풍 팔사혈 실제 화타 치료 사례 (2)

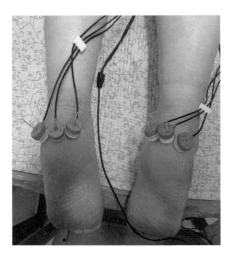

수족냉증 화타 치료 사례 족근부

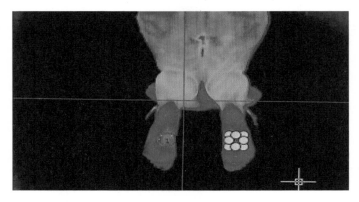

족 냉증 화타 치료 사례 비포

치료 전 DITI 검사에서 발이 많이 차가운 걸 확인할 수 있습니다.

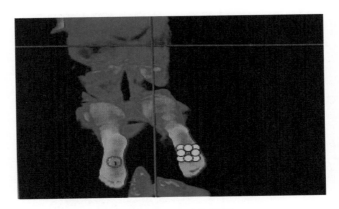

족 냉증 화타 치료 사례 애프터

치료 후 DITI 검사상 발이 상당히 따뜻해진 걸 볼 수 있습니다.

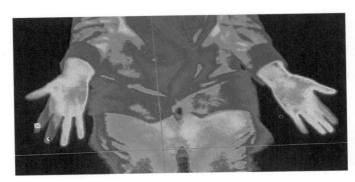

우측 손가락 1, 2지 냉증 화타 치료 사례 비포

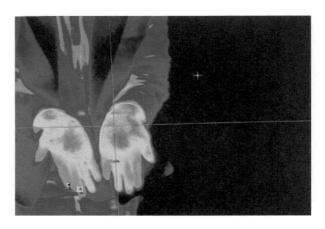

우측 손가락 1, 2지 냉증 화타 치료 사례 애프터

이 환자는 특이하게 우측 손가락 1지, 2지만 청색증으로 내원하였습니다.

요골신경라인으로 외측근간중격(Lateral intermuscular septum), Arcade of Frohse, 수배부를 자침하여 개선시켰습니다.

기타 다양한 수족냉증 치료 케이스에 대한 자세한 해설은 대한침도의학회 학술지(www.jkmst.org)를 참조하시기를 바랍니다.

## 4) 한약 치료

수족냉증에는 다음과 같은 한약 처방을 사용합니다.

① 당귀사역가오수유생강탕: 체질 허약, 평소 손발이 참을 호소하는 환자, 한랭 자극에 의해 유발되는 하복부 통증, 두통, 요통 등에 사용합니다. 일반적으로 오한에 수반하는 설사, 두통, 잦은 배뇨, 구역질, 월경 이상 등이 있는 경우에 좋습니다. 특히 여성에게 많이 사용되고 하복부에 수술의 기왕력이 있는 경우에도 사용됩니다. 수족냉증, 손발이 찬 느낌, 다리에 냉감이 있고, 허리 또는 하복부 통증 등에 좋습니다.

② 당귀작약산: 수족냉증에 당귀사역가오수유생강탕과 사용 목적은 비슷하지만 냉증, 하복부 통증은 경미하며, 월경 이상, 현기증, 부종, 심와부진수음이 있는 경우에 좋습니다.

③ 당귀건중탕: 당귀사역가오수유생강탕과 비슷하지만 배변 이상과 함께 오한보다 복통이 현저한 경우에

좋습니다.

④ 오적산: 하복부 통증, 복통은 비슷하지만 하체가 차
갑고 상반신이 열증인 경우에 좋습니다.

⑤ 영강출감탕: 상열감이 없고, 복부와 다리 오한 외에
도 허리가 차가우며 무겁고 아픈 경우에 좋습니다.

⑥ 온경탕: 허리, 다리의 냉증, 생리 이상은 비슷하지만
하복부 통증은 경미하며, 손, 피부 각화, 구순 건조
와 손 홍조를 수반하는 경우에 좋습니다.

# 참고 문헌

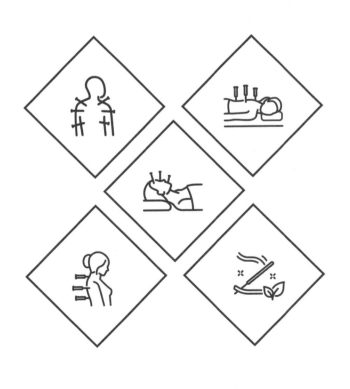

## 모델 및 도움 준 분

박수영 한의사

## 참고 문헌

- Kwon CY, Yoon SH, Lee B. Clinical effectiveness and safety of acupotomy: An overview of systematic reviews. Complement Ther Clin Pract. 2019 Aug;36:142-152. doi: 10.1016/j.ctcp.2019.07.002. Epub 2019 Jul 4. PMID: 31383431.

- Sun SM. The Prescriptions Worth a Thousand Gold for Emergencies. Seoul : Dashengmunhuashe. 1992 : 683.

- TextbookCompilationCommitteeofTraditional Korean AcupunctureandMoxibustionMedicine. Textbook of Traditional Korean Acupuncture and Moxibustion Medicine. Seoul : Jimmundang. 2014 : 144-6.

- Supercharge Your Health PEMF therapy by William

Pawluk , MD 2023

- 중약대사전 도서출판 정담 1997

- 동의보감 허준

- Magnetic Therapy In Eastern Europe A Review of 30 Years of Research 1998 by Jiri Jerabke, M.D. William Pawluk M.D.

- Y. Jo, H. Ahn, K. Shin and H. Lee, "Effects of Pulsed Magnetic Field on the Flowing Red Blood Cells Using Microvascular Model," in IEEE Transactions on Magnetics, vol. 54, no. 11, pp. 1–3, Nov. 2018, Art no. 5000503, doi: 10.1109/TMAG.2018.2850927.

- Fiani B, Kondilis A, Runnels J, Rippe P, Davati C. Pulsed Electromagnetic Field Stimulators Efficacy for Noninvasive Bone Growth in Spine Surgery. J Korean Neurosurg Soc. 2021 Jul;64(4):486–494. doi: 10.3340/ jkns.2020.0269. Epub 2021 Jun 11. PMID: 34107606; PMCID: PMC8273786.

- Kim HJ. Recent advances Acupuncture and Moxibustion. Seongbo INC. 2000;211–3.

- An SS, Heo DS. The Clinical Effects of Heating
  −Conduction Acupuncture Therapy for Anterior
  Talofibularand Calcaneofibular Ligament InjuryInduced
  by AcuteAnkle Sprain. JORM. 2010;20(3):119−29.

- Jang HK, Hong KE, An SS, Heo DS. The Clinical
  Effectsof Heating−Conduction Acupuncture Therapy
  forLumbago Induced by Iliolumbar Ligament
  Sprain. Journalof Korean Medicine Rehabilitation.
  2010;20(3):109−17.

- Kim HS, Hong SY, Oh MS. The Effect of BurningAcu
  puncture Therapy on the Sacroiliac Joint Syndrome.The
  Journal of Daejeon Oriental Medicine. 2007;16(1):133−8.

- An SS, Jang HK, Heo DS. The Clinical Effects ofHeating−
  Conduction Acupuncture Therapy(tentativelycalled) for
  Anterior Talofibular Ligament Injury Inducedby Acute
  Ankle Sprain. Journal of Korean MedicineRehabilitation.
  2009;19(4):127−34

- Ko KM, Kim JS, Lee BH, Jung TY, Lim SC, Lee KM.
  AClinical Study on the Case of Medial Collateral

LigamentInjury Treated with Burning Acupuncture Therapy. TheJournal of East-West Medicines. 2009;34(1):25-32.

- Han SH, Lee JS. A Case Report on Burning Acupuncture Treatments for Stable Compression Fracture. The Journalof Korea CHUNA Manual Medicine. 2002;3(1):167-74.

- 전기와 자기장 복합 침 자극을 활용한 복부비만 치료 6례에 대한 증례 보고, 윤지원, 이현, 김윤주, 강재희 대전대학교 한의과대학 침구의학교실 대한침구의학회지 제32권 제4호 2015년 12월

- 자기장과 전기 조합 자극기(Whata 153)를 용한 이성대상포진 안면신경마비 치료 1례 보고 조성은 이현 大田大學校韓醫學研究所論文集 25卷 第1號 2016年 8月 20日

- 전기와 자기장의 침 자극을 포함한 복합치료가 말초성 안면신경마비에 미치는 영향에 관한 관찰 연구 오서영 이현 강재희, 대전대학교 한의과대학 침구의학교실 대한침구의학회지 제33권 제3호 2016년 9월

- Two Cases of Plantar Fasciitis Treated with Magnetic

Acupuncture Gee Won Yun, Jae Hui Kang, Seo Young Oh, Jung Hwan Park and Hyun Lee Department of Acupuncture & Moxibustion Medicine, College of Korean Medicine, Daejeon University 2017년 2월

- Efficacy and safety of electromagnetic acupuncture using an electromagnetic therapy stimulator (Whata153) for the treatment of chronic low back pain Study protocol for a single-center, parallel-arm, randomized clinical trial Seo Young Oh, KMD, MS, Jae Hui Kang, KMD, PhD * 대전대학교 한의학과 침구학과 천안한방병원 2018년10월

- 무릎내측측부인대부분손상에 의한 통증, 온침으로의 경감효과 치험례 천경제, 대한연부조직한의학회지 2020년 11월 – 한방 복합치료 및 소리 재활 치료로 호전된 노인성난청 치험 1례 제 하경·민예은·오연주·강준혁 이비안한의원(진료원장) 한방안이 비인후과학회지 제34권 제3호 2021년 8월

- 화타153을 이용한 수족냉증의 치험보고: 후향적차트리뷰 최성 운 강경호, 대한연부조직한의학회지 Vol.5 No.2, 2021년 12월

- 이명환자에 대한 침도치료 증례보고 5례 왕세훈, 진승연, 이주

현, 강혜영, 대한연부조직한의학회지 Vol.5 No.2, 2021년 12월

- 한방 복합 치료 및 소리재활치료로 호전된 양측성 돌발성 난청 치험 1례 박소영·제하경·민예은·강준혁·홍은빈 이비안한의원(진료원장) 한방안이비인후피부과학회지 제35권 제2호 2022년 5월

- 이명환자의 후경부 근육에 대한 침치료 증례보고 강준혁 정세훈, JKMST(Journal of Korean Medical Society of Soft Tissue) Vol. 6 No.1, June 2022

- 만성비복근파열환자에 화타153 치료와 한약치료 1증례보고, 지현우·전형준, JKMST(Journal of Korean Medical Society of Soft Tissue )2022년 12월 6권 제2호

- 자기장온열침치료를 이용한 수족냉증의 치험보고: 후향적차트 리뷰, 최성운 이주현, JKMST (Journal of Korean Medical Society of Soft Tissue )2022년 12월 6권 제2호

- 고주파 자기장을 이용한 온침 치료시스템의 임상 평가 Clinical Assessment of Warm Acupuncture Therapy System Using HF Time-varying Mag netic Field Su-Yong Lee, Sang-Jun Byeon, Ye-Bin Choi, Jin-Ju Kim, Yong-Heum Lee Department of Biomedical

Engineering, College of Health Sciences, Yonsei University 2016년 12월

- Analysis of HRV and Body Temperature Variation for Manual Acupuncture and PEMF (Pulsed Electro-Magnetic Field) Acupuncture Stimulation. (Correspondence: Yong-Heum Lee, Ph.D. Yonsei University, Department of Biomedical Engineering, College of Health Science) ACUPUNCTURE & ELECTRO-THERAPEUTICS RES., INT. J., Vol. 47, pp. 91-99, 202

- 宣蟄人軟組織外科學 2009年文匯出版社出版的圖書

- 은질침조작의 기본요점 대한침도학회교육자료  조시용 원장님

- Byrd, David, and Sean Mackey. "Pulsed radiofrequency for chronic pain." Current pain and headache reports 12 (2008): 37-41.

- Pastrak M, Visnjevac O, Visnjevac T, Ma F, Abd-Elsayed A. Safety of Conventional and Pulsed Radiofrequency Lesions of the Dorsal Root Entry Zone Complex (DREZC) for  interventional Pain Management: A Systematic

Review. Pain Ther. 2022 Jun;11(2):411-445. doi: 10.1007/s40122-022-00378-w. Epub 2022 Apr 17. PMID: 35434768; PMCID: PMC9098700.

- Krmpotić Nemanić, J., Vinter, I., Ehrenfreund, T. et al. Postnatal changes in the styloid process, vagina processus styloidei, and stylomastoid foramen in relation to the function of muscles originating from the styloid process. Surg Radiol Anat 31, 343-348 (2009). https://doi.org/10.1007/s00276-008-0450-2

- Sudhoff, H., Ay, N., Todt, I. et al. A novel technique for patulous Eustachian tube augmentation. Eur Arch Otorhinolaryngol 278, 2219-2224 (2021). https://doi.org/10.1007/s00405-020-06277-0

- Magnuson, Bengt. "Functions of the mastoid cell system: auto-regulation of temperature and gas pressure." The Journal of Laryngology & Otology 117.2 (2003): 99-103.

- 기능성 소화불량증의 임상 진료 지침 개정안 2020
- 한의 임상표준진료지침 기능성 소화불량

- Van de Putte P, Perlas A. Ultrasound assessment of gastric content and volume. Br J Anaesth. 2014 Jul;113(1):12-22. doi: 10.1093/bja/aeu151. Epub 2014 Jun 3. PMID: 24893784.

- 한의표준임상진료지침 월경통

- 석호침법 2010년 신흥메드사이언스 전금선·윤시진

- Ruetten, Hannah, and Chad M. Vezina. "Relevance of dog as an animal model for urologic diseases." Progress in Molecular Biology and Translational Science 189.1 (2022): 35-65.

- https://radiopaedia.org/

- 황도근. (2017). 강한 펄스자기장 자극에 의한 적혈구 연전현상의 활동성 조사. 한국자기학회지, 27(3), 92-97. 10.4283/JKMS.2017.27.3.092

# 온열침 치료 매뉴얼

**펴 낸 날**   2024년 02월 29일

**지 은 이**   최성운, 지현우
**펴 낸 이**   이기성
**기획편집**   서해주, 윤가영, 이지희
**표지디자인**   서해주
**책임마케팅**   강보현, 김성욱
**펴 낸 곳**   도서출판 생각나눔
**출판등록**   제 2018-000288호
**주   소**   경기도 고양시 덕양구 청초로 66, 덕은리버워크 B동 1708호, 1709호
**전   화**   02-325-5100
**팩   스**   02-325-5101
**홈페이지**   www.생각나눔.kr
**이 메 일**   bookmain@think-book.com

• 책값은 표지 뒷면에 표기되어 있습니다.
  ISBN 979-11-7048-665-7 (93510)